Monthly Book

Medical Rehabilitation

編集企画にあたって………

　リハビリテーションを行う際には，医療従事者が手を添えたり，身体を支えたりしている．また，下肢装具など自立支援や治療のために補装具などを対象者に装着することもある．このようにリハビリテーションは，対象者の皮膚を直接，あるいは衣服を介して触れて実施されている．しかし，皮膚の健常を保つことはリハビリテーションの実施目的ではないため，実施中に予期せず対象者の皮膚にトラブルが発生している．特に対象者が高齢化していることから，生じた皮膚トラブルは重度化しやすく医療事故にもなり得る．よって，リハビリテーション現場で活動するすべての医療従事者は，皮膚と皮膚トラブルについての知識は必須といえる．

　しかし，高齢者の皮膚の特性について理解し，高齢の対象者にリハビリテーションを実施する際に「皮膚トラブルが起こりやすい」と留意するだけで良いのであろうか．リハビリテーションを実施している時間は，対象者の生活の一部でしかなく，対象者の皮膚の状態はその時間帯だけで作られてはいない．したがって，リハビリテーションに携わる誰もが，実施時間以外においてチーム医療メンバーによって提供されている医療やケアの情報を把握し，さらに患者の状態と得られた情報をアセスメントしたうえで，実施計画を立案していく必要がある．

　リハビリテーション現場の例として，尿失禁によりおむつを使用している対象者の車いす移乗を行う際，以下のことを考慮しているであろうか．おむつが尿を吸収していると皮膚は湿潤するため，わずかな摩擦やずれでも皮膚が欠損する可能性は高くなる．したがって，おむつが尿を吸収していないかを確認することからリハビリテーションの実施計画に組み込まれることが望まれる．殿部に皮膚トラブルを有する対象者では，座位時に痛みを生じるため，リハビリテーションのプログラム内容を見直す必要がある．このように，おむつを交換した時間などの患者の生活や，着衣したままでは見えない皮膚の状態など，リハビリテーション時に手や装具などに触れる部位の皮膚に関しても把握しておくことが必要である．

　加えて，リハビリテーションを実施する医療従事者は，対象者の皮膚の変化や，リハビリテーション実施により皮膚トラブルが生じる可能性があるとアセスメントした際には，チーム医療メンバーに伝え，必要な医療やケアがないか，現行の実施内容は適切かについてカンファレンスを設けて検討する必要もある．

　最後に，リハビリテーション実施中に皮膚トラブルが生じた場合，対象者は身体的な苦痛を感じ，今後実施されるプログラムへ積極的に参画しがたくなる可能性がある．さらに，これまでの対象者やその家族との関係性にも影響を及ぼしかねない．本特集は，これらを回避する一助となることを願うものである．

2022 年 1 月
紺家千津子

Key Words Index

和　文

― あ行 ―

医療関連機器圧迫創傷　34,64

― か行 ―

介護者　78
疥癬　15
痒み　15
加齢　1
関節拘縮　47
車いす　79
車椅子座位　40
ケアアルゴリズム　29
高齢者　40
高齢者看護　21

― さ行 ―

自重関連褥瘡　34
姿勢　78
失禁　59
失禁関連皮膚炎　59
褥瘡　1,9,34,40,47
褥瘡予防　78
真菌症　15
身体的特徴　40
水疱性類天疱瘡　9
スキンケア　47,53,64
スキン-テア　1,21,53,78
脆弱な皮膚　64
創傷　21
創傷の形状　40

― た・な行 ―

体圧　78
体圧分散　47
帯状疱疹　9
チーム医療　59
DVT予防用弾性ストッキング　64
日常生活援助　53

尿失禁　29

― は・ま行 ―

皮膚　1
皮膚炎　15
皮膚がん　9
皮膚損傷　1
浮腫　53
浮腫の評価　53
便失禁　29
ポジショニング　47
摩擦・ずれ　78
末梢循環障害　64

欧　文

― A・B ―

aging　1
articular contracture　47
assessment of edema　53
bullous pemphigoid　9

― C・D ―

care algorithm　29
caregiver　78
continence　59
daily life support care　53
dermatitis　15

― E・F ―

edema　53
elastic stockings for DVT prevention　64
elderly　40
fecal incontinence　29
friction and shear　78
fungal disease　15

― G〜I ―

geriatric nursing　21

herpes zoster　9
incontinence-associated dermatitis：IAD　29,59
interface pressure　78
itch　15

― M ―

Medical Device Related Pressure Ulcer：MDRPU　34,64

― P ―

peripheral circulatory disorder　64
physical characteristics　40
positioning　47
posturing　78
pressure injury　34
pressure redistribution　47
pressure ulcer　1,9,40,47
prevention of pressure ulcer　78

― S ―

scabies　15
self load related pressure ulcer　34
skin　1
skin cancer　9
skin care　47,53,64
skin injury　1
skin tear　1,21,53,78

― T・U ―

team medicine　59
urine incontinence　29

― V・W ―

vulnerable skin　64
wheel chair　78
wheelchair sitting　40
wound shape　40
wounds　21

Writers File

ライターズファイル（50音順）

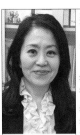

石澤美保子
（いしざわ みほこ）

1983年	大阪キリスト教短期大学卒業
1986年	近畿大学附属高等看護学校卒業 同大学医学部附属病院看護部，課長
1992年	Cleveland Clinic U.S.A(Ohio)にて ET認定証 取得 ブリストル・マイヤーズスクイブ（株）コンパテック事業部，課長
2007年	和歌山県立医科大学保健看護学部，講師
2008年	大阪大学大学院医学系研究科保健学専攻博士後期課程修了・博士（看護学）取得
2009年	大阪府立大学看護学部，准教授
2011年	奈良県立医科大学医学部看護学科，教授
2018年	同大学医学部看護学科，学科長 同大学大学院看護学研究科，科長

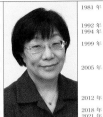

木下幸子
（きのした さちこ）

1981年	岐阜大学医学部付属看護学校卒業 岐阜大学医学部附属病院
1992年	コロプラスト株式会社学術部
1994年	米国クリーブランドクリニック ETスクール
1999年	創傷・オストミー・失禁看護認定看護師教育課程（現 皮膚・排泄ケア認定看護師）認定
2005年	金沢大学大学院医学系研究科保健学専攻博士前期課程修了 岐阜大学医学部附属病院生体支援センター
2012年	金沢医科大学看護学部成人看護学，講師
2018年	同，准教授
2021年	金沢大学大学院医学系研究科保健学専攻博士後期課程修了 中部学院大学看護リハビリテーション学部看護学科基礎看護学，教授

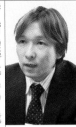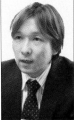

高橋秀典
（たかはし ひでのり）

1998年	福井医科大学（現：福井大学）医学部卒業 同大学皮膚科入局
2002年	同，助手
2014年	JCHO福井勝山総合病院皮膚科，部長
2017年	福井大学医学部大学院修了

磯貝善蔵
（いそがい ぜんぞう）

1991年	名古屋市立大学医学部卒業
1996年	同大学大学院医学研究科博士課程修了 同大学皮膚科，助手
1998年	米国オレゴン州シュライナーズ病院研究部門，フェロー
2001年	名古屋市立大学皮膚科，講師
2005年	国立長寿医療センター先端薬物療法科，医長
2015年	国立長寿医療研究センター先端診療部皮膚科，医長
2017年	同，部長
2021年	同，副院長

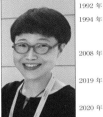

小栁礼恵
（こやなぎ ひろえ）

1992年	山梨大学医学部附属病院消化器外科・皮膚科
1994年	東京大学医学部附属病院泌尿器科・形成外科・小児外科・HCU，褥瘡管理者，教育・研究研修
2008年	東京大学医学系研究科健康科学・看護学専攻創傷看護学分野修士課程修了
2019年	同大学大学院医学系研究科健康科学・看護学専攻看護管理学分野，特任助教
2020年	金沢大学大学院医薬保健学総合研究科博士後期課程修了
2021年	藤田医科大学保健衛生学部社会実装看護創成研究センター，講師

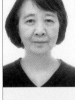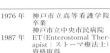

藤本由美子
（ふじもと ゆみこ）

1976年	神戸市立高等看護学院卒業 神戸市立中央市民病院
1987年	ET（Enterostomal Therapist：ストーマ療法士）資格取得
1999年	ETから皮膚・排泄ケア認定看護師に移行
2002年	金沢大学大学院医学系研究科修士課程修了 修士（保健学）
2008年	近大姫路大学看護学部看護学科，助教
2016年	金沢大学大学院医薬保健学総合研究科博士後期課程修了 博士（保健学） 和歌山県立医科大学保健看護学部，教授
2020年	同大学，非常勤講師

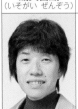

大桑麻由美
（おおくわ まゆみ）

1991年	金沢大学医療技術短期大学部看護学科卒業 同大学医学部附属病院勤務
1999年	同大学医学部保健学科，助手
2004年	同，学科内講師
2006年	同大学大学院医学系研究科保健学専攻博士後期課程修了 博士（保健学）取得
2008年	同大学医薬保健研究域保健学系，准教授
2012年	同，教授

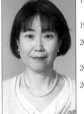

紺家千津子
（こんや ちづこ）

1997年	創傷・オストミー・失禁看護（現 皮膚・排泄ケア）認定看護師資格取得
1998年	金沢大学医学部保健学科，助手
2006年	同大学大学院医学系研究科保健学専攻看護科学領域，助教授
2010年	金沢医科大学看護学部，教授
2019年	石川県立看護大学，教授

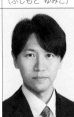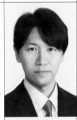

茂木精一郎
（もてぎ せいいちろう）

1999年	群馬大学卒業 同大学皮膚科入局
2004年	群馬大学大学院博士課程了（生体調節研究所バイオシグナル分野所属） 東京大学病院形成外科生体調節研究所COE研究員
2006年	東京大学病院形成外科生体調節研究所COE研究員
2007〜11年	米国国立衛生研究所（NIH）皮膚科
2017年	群馬大学皮膚科，准教授
2020年	同，教授

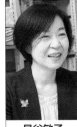

貝谷敏子
（かいたに としこ）

1987年	鹿児島市立病院
1993〜94年	R.B Turnbull, Jr., MD School of ET Nursing course of Enterostomal Therapy（Cleveland Clinic U.S.A(Ohio)（ET認定証取得）
1994年	ブリストル・マイヤーズスクイブ（株）コンパテック事業部
2004年	宮城大学大学院看護学研究科修士課程修了 同大学看護学部成人看護学，助手
2007〜09年	東京大学医学部研究員
2012年	同大学大学院医学系研究科健康科学・看護学専攻創傷看護学分野博士後期課程修了 札幌市立大学看護学部成人看護学，准教授
2020年	同大学老年看護学，教授

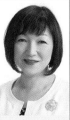

佐藤 文
（さとう あや）

1988年	国立奈良病院附属看護学校卒業 天理よろづ相談所病院
1997年	皮膚・排泄ケア認定看護師資格取得
2003年	金沢大学大学院医学系研究科保健学専攻修士課程修了 修士（保健学） 天理よろづ相談所病院，スキンケア担当организ師長
2007年	兵庫県看護協会認定看護師教育課程，主任教員
2011年	日本看護協会看護研修学校認定看護師教育課程，専任教員
2016年	金沢大学大学院医薬保健学総合研究科保健学専攻博士後期課程修了 博士（保健学）
2016年	福井県立大学看護福祉学部看護学科，准教授
2020年	川崎市立看護短期大学，教授

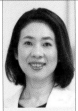

四谷淳子
（よつや じゅんこ）

1992年	福井社会保険病院
1996年	福井県立病院
2000年	公立丹南病院
2007年	福井県立大学看護福祉学研究科看護学専攻修了 修士（看護学）
2008年	金沢大学大学院医学系研究域保健学系看護科学領域，助教
2011年	金沢大学大学院医学系研究科保健学専攻博士後期課程修了 博士（保健学）
2011年	大阪医科大学看護学部看護学科，講師
2013年	同，准教授
2016年	福井大学学術研究院医学系部門，教授

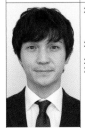

神野俊介
（かんの しゅんすけ）

2006年	千葉県医療技術大学校理学療法学科卒業 国立病院機構横浜医療センター
2008年	国立病院機構金沢医療センター
2014年	映寿会みらい病院
2019年	やまと＠ホームクリニック 石川県医療在宅ケア事業団

Contents

リハビリテーション現場で知っておきたい高齢者の皮膚トラブル対応の知識

編集企画／石川県立看護大学教授　紺家千津子

加齢に伴う皮膚の変化　　　　　　　　　　　　　　茂木精一郎　*1*

高齢者に生じる皮膚の構造の脆弱化や機能低下について解説した.

放置してはいけない皮膚疾患　　　　　　　　　　　磯貝　善蔵　*9*

褥瘡の好発部位である仙骨部や踵にも皮膚・軟部組織感染症，皮膚がん，循環障害，自己免疫疾患が発症する．重要で頻度が高く，迅速に対応すべき疾患を概説する.

痒みを伴う皮膚疾患　　　　　　　　　　　　　　　高橋　秀典　*15*

痒みを伴う皮膚疾患は数多あるが，その中から最も頻繁に遭遇する疾患や頻繁ではなくとも常に注意が必要な疾患をピックアップして解説した.

スキン-テア　　　　　　　　　　　　　　　　　　貝谷　敏子　*21*

スキン-テアを予防するためには，皮膚のアセスメントが大切である．皮膚組織耐久性を維持・向上するために，基本的なスキンケア(皮膚の清潔と保湿)方法を確認し適切に実施する.

◆コラム　スキン-テアの治癒期間・痛みと QOL に関する情報

　　　　　　　　　　　　　　　　　　　　　　　　　宮田　照美ほか　*28*

IAD とは—IAD の予防と管理方法—　　　　　　　　大桑麻由美　*29*

超高齢社会となった昨今，失禁を有する高齢者も増加し，失禁に関連する皮膚の病態 IAD(アイエーディ)を発症する高齢者が多くなっている.
排泄行為を他者に委ねることになった高齢者にとって，尊厳を維持しつつ IAD 発症を未然に防ぐために，IAD-set を用いたアセスメント，IAD-set に基づく必要なケアの提供について概要を述べる.

自重関連褥瘡と MDRPU とは　　　　　　　　　　　石澤美保子ほか　*34*

医療関連機器圧迫創傷(MDRPU)の予防には，1 日 2 回以上の観察が重要といわれている．そのためにもリハビリテーション分野をはじめ多職種連携により MDRPU に関する知識の共有が必要と考える.

移動介助時の皮膚トラブル対応　　　　　　　　　　藤本由美子　*40*

高齢者は顕著なしわやたるみがあるため，外力により皮膚は引き伸ばされたり折りたたまれたりして接地面に密着している．創傷の形状と外力の関係をアセスメントすることにより適切なケアが可能になる.

Monthly Book

MEDICAL REHABILITATION No. 271/2022.2 目次

編集主幹／宮野佐年　水間正澄

関節拘縮のある高齢者の皮膚トラブル対応　　　　　　　四谷　淳子　*47*

関節拘縮のある高齢者の褥瘡ケアとして重要なことは，ポジショニングをスキンケアとしてとらえ，皮膚の密着を回避し，皮膚への負担や影響を考慮したケアを行うことである．

浮腫のある高齢者の皮膚トラブル対応　　　　　　　　　佐藤　　文　*53*

高齢者の浮腫保有率は高い．浮腫により皮膚は脆弱となり，外力により損傷を受けやすく外力保護ケア，保湿ケアが重要になる．日常生活援助として足関節の可動性を高めておく必要がある．

高齢者の IAD 対応：排泄の自立支援　　　　　　　　　小柳　礼恵　*59*

IAD の原因回避につながる，排尿自立にむけての，アセスメント方法と支援，排便管理のエコーの利用について紹介する．

高齢者の深部静脈血栓症予防用弾性ストッキングによる
圧迫創傷予防の対応　　　　　　　　　　　　　　　　　木下　幸子　*64*

深部静脈血栓症予防のための弾性ストッキングは医療機器であり，適応や慎重使用の対象を熟知する必要がある．全身状態や下肢の血流の評価は特に重要であるため，圧迫創傷の予防と管理について紹介する．

皮膚トラブル予防のために活かせるリハビリテーション的視点
　　　　　　　　　　　　　　　　　　　　　　　　　　　神野　俊介　*78*

皮膚への外的刺激を与える不適切なケア（不良姿勢，力まかせの動作介助）は，皮膚トラブルを発生させるだけでなく，皮膚以外の心身機能も悪化させる可能性がある．高齢者の皮膚トラブル予防のために，日常的なケア場面において他職種協働の一助となるリハビリテーション的視点について紹介する．

❖キーワードインデックス　前付 2
❖ライターズファイル　前付 3
❖既刊一覧　89
❖次号予告　90

読んでいただきたい文献紹介

　高齢者の皮膚トラブルについては，リハビリテーション現場だけでなく，医療・看護・介護における様々な現場で注目されている．特に近年まで高齢者に発生しやすい創傷を医療従事者が診療録などに記載する際に，躊躇する創傷についてはチーム医療メンバー誰もが熟知しておく必要がある．その創傷は，スキン-テア (skin tear) である．このスキン-テアの予防と管理方法については「ベストプラクティス[1]」が発刊され，様々な現場で手引書として使用されている．スキン-テアのベストプラクティスでは，スキン-テアのリスクアセスメントについての記載はあるが，Minematsu ら[2]は本邦における高齢者のスキン-テアの好発部位である前腕部に注目して調査を行い，簡便な観察項目によってリスクをアセスメントできるスケールを開発し，予防策も論じている．予防については，Carville ら[3]が保湿剤を1日2回塗布するとスキン-テアの発生率が半減したと述べており，リハビリテーションなどによる摩擦・ずれの外力を予防する以外に，日常生活におけるスキンケアの必要性を示している．なお，ベストプラクティスには対象者と家族向けに作成されたパンフレット「あなたの皮膚は大丈夫？弱くなった皮膚を守るためのしおり　スキン-テア (皮膚裂傷) の予防」が付録されており，施設内の新人教育などの資料としても利用されている．

　また，高齢者に起こりやすい皮膚トラブルには，MDRPU (medical device related pressure ulcer：医療関連機器圧迫創傷) を含む褥瘡がある．今回の特集では，在宅で療養する対象者に限定した対応については述べてはいないが，地域包括ケアシステムの構築が推進されている本邦の現状を鑑みると，在宅にて褥瘡を有する対象者に対応することは増えると推定される．したがって，日本褥瘡学会の在宅褥瘡テキストブックにある在宅褥瘡医療にかかわる各職種の役割[4]や在宅医療のための制度[5]についての知識は必要となるため一読いただきたい．

1) 日本創傷・オストミー・失禁管理学会 (編集)：ベストプラクティス　スキン-テア (皮膚裂傷) の予防と管理，照林社，2015.
2) Minematsu T, et al：Risk scoring tool for forearm skin tears in Japanese older adults：A prospective cohort study. *J Tissue Viability*, 30 (2)：155-160, 2021.
3) Carville K, et al：The effectiveness of a twice-daily skin-moisturising regimen for reducing the incidence of skin tears. *Int Wound J*, 11：446-453, 2014.
4) 日本褥瘡学会 (編集)：在宅褥瘡医療にかかわる各職種の役割．在宅褥瘡テキストブック，pp. 155-164，照林社，2020.
5) 日本褥瘡学会 (編集)：在宅医療のための制度．在宅褥瘡テキストブック，pp. 185-190，照林社，2020.

（紺家千津子）

MB Med Reha No.271 : 1-7, 2022

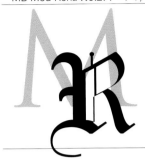

特集／リハビリテーション現場で知っておきたい高齢者の皮膚トラブル対応の知識

加齢に伴う皮膚の変化

茂木精一郎*

Abstract　皮膚は外界からの様々な刺激から保護・防御する大切な臓器であるが，加齢に伴って，構造変化，機能低下が生じてしまうために様々な刺激によってダメージを受けやすくなる．ダメージを受けて老化した皮膚は内出血斑(紫斑)，皮膚損傷(スキン-テア)，皮膚潰瘍(褥瘡)を生じる．皮膚の老化には生理的な老化と光(紫外線)による老化(光老化)がある．皮膚は老化によって発汗が低下するために乾燥し，バリア機能が低下する．皮膚はすべての層で菲薄化し，血管量も低下する．真皮内の膠原線維や弾性線維の減少，変性によってシワが生じる．知覚機能，免疫機能，創傷治癒能力も低下する．栄養低下によって筋萎縮，骨突出が生じ，褥瘡の原因となる．これら高齢者の特徴を踏まえ，皮膚損傷の予防・治療のため適切なケアを計画的に行っていくことが重要である．

Key words　加齢(aging)，皮膚(skin)，皮膚損傷(skin injury)，スキン-テア(skin tear)，褥瘡(pressure ulcer)

はじめに

　皮膚は外界からの様々な刺激から保護・防御する大切な臓器である．しかし，加齢に伴って様々な構造の変化や機能の低下を起こし，脆弱な皮膚となるため，若い頃なら損傷を生じないような軽微な刺激であっても損傷(内出血，皮膚潰瘍，感染など)を生じてしまうようになる．例えば，高齢になると加齢に伴う様々な変化によって若年者より褥瘡が発生しやすい状態となり，発生した褥瘡は治癒までに長期間かかるようになってしまう．高齢者の皮膚に感染を生じた場合は，免疫機能の低下と様々な合併症によって治療に難渋することも多い．本稿では，加齢に伴う皮膚の構造・機能の変化について解説し，さらに高齢者に皮膚損傷(特に褥瘡)が生じやすい理由について解説する．

表 1. 皮膚の機能

- 微生物や物理化学的な刺激から生体を守る(物理的な防御，免疫機能による防御)
- 水分の喪失，透過を防ぐ(角層，表皮)
- 体温調節(汗腺，血管，神経)，老廃物の排泄(汗)
- 感覚器(触覚，痛覚)

▼

生体内部の恒常性の維持

皮膚の機能

　皮膚は体重の約16%を占めるとされる人体最大の臓器である．人体の最外層を覆い，外界の様々な刺激(微生物や物理化学的な刺激)から人体を保護・防御する能力を持つ．また，水分保持作用，体温調節能，老廃物の排泄，知覚機能，免疫機能などの様々な機能を司っている(表1)．そのため，皮膚は生体内部の恒常性の維持に重要であり，老化による機能低下は様々な疾患の原因につ

* Sei-ichiro MOTEGI, 〒 371-8511 群馬県前橋市昭和町 3-39-15　群馬大学大学院医学系研究科皮膚科学，教授

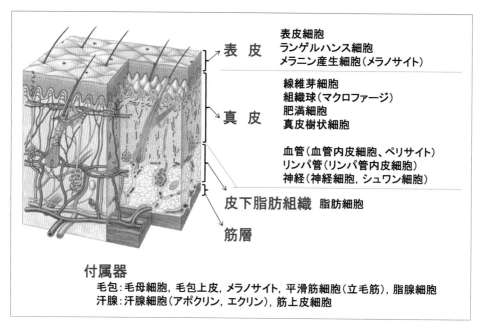

図 1. 皮膚の構造

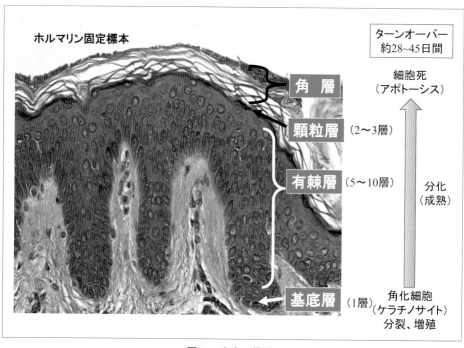

図 2. 表皮の構造

ながる.

皮膚の構造

　皮膚は層構造を呈しており，外層より表皮・真皮・皮下組織（脂肪・筋肉）で構成される（図1）．表皮は大部分が表皮細胞（角化細胞）から成り，メ

ラノサイト（メラニン産生細胞）やランゲルハンス細胞（抗原提示細胞）も存在する．角化細胞は，下から順に基底層，有棘層，顆粒層，角層と4種類に分けられる（図2）．角化細胞は基底層から上方へ分化しながら移動し，最終的には角質細胞となり，脱落していく．真皮は膠原線維，弾性線維で

表 2. 老化した皮膚の生理学的特徴

- 角化細胞の分裂速度の低下
- バリア機能の低下
- 化学的な除去能力の低下
- 知覚神経の退縮
- 機械的な保護機能の低下
- 治癒能力の低下
- 免疫反応の低下
- 発汗の低下
- ビタミン D の産生能低下
- DNA 修復能の低下

（文献 1 より引用）

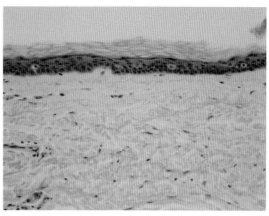

図 3. 老化した皮膚の病理組織
表皮は菲薄化し，表皮突起は消失し平坦化する．
真皮乳頭層の毛細血管係蹄の消失がみられる．

主に構成され，その線維間は細胞外基質で満たされている．また，血管・リンパ管・神経・毛包・汗腺・皮脂腺も伴う．皮下脂肪組織は脂肪細胞と線維性結合組織より成り，その下には筋肉がある．その下には部位にもよるが骨が存在する．ちなみに，褥瘡は，皮膚を外側から圧迫する力と骨との間に挟まれた皮膚組織がダメージを受けることによって生じる現象と考えられる．

老化した皮膚の生理学的特徴

角化細胞の分裂速度，バリア機能，化学的な除去能力，知覚機能，機械的な保護機能，治癒能力，免疫反応，発汗，ビタミン D の産生能，DNA 修復能など，人体の生命恒常性を保つために重要な生理機能のほとんどが，老化によって機能低下を生じてしまうため（表 2），様々な皮膚のトラブルや疾患を生じやすく，治りにくい状態になる[1]．

加齢に伴う皮膚の構造と機能の変化

皮膚の老化には，① 生理的老化，② 光老化の 2 種類がある．生理的老化は主として遺伝子的にプログラムされた老化であり，誰でも年齢を重ねると起こってくる変化である．一方，光老化は外的要因である紫外線により引き起こされる変化である．皮膚は最外層にあり，紫外線の影響を受けやすい臓器であるため，生理的老化と光老化の 2 つの老化の影響が重なって生じることが特徴である．

老化による表皮の変化

生理的老化によって，病理組織学的に表皮は菲薄化し，表皮突起は消失し平坦化する（図 3）．肉眼的にも皮膚の菲薄化が目立つようになる．表皮は脆弱となり，軽微な外力（摩擦，ずれ）によって表皮剥離を起こす，いわゆる「スキン-テア」を生じやすくなる（図 4）．また，老化によって皮脂の分泌減少やセラミド・天然保湿因子の減少も起こるため，皮膚は乾燥しバリア機能の低下も起こる．高齢者では皮膚の乾燥が強くなり，バリア機能が低下するために，湿疹性変化（皮脂欠乏性湿疹など）を生じやすくなる．このように高齢者で湿疹性病変があり，ステロイド外用剤を長期に使用している場合は，さらに皮膚の菲薄化が進行してしまう．

老化による真皮の変化

真皮では，生理的老化と光老化の両者が深く関与する．線維芽細胞は膠原線維（コラーゲン）や弾性線維などを産生する能力を持つ細胞であり真皮内に存在する．生理的老化によって，線維芽細胞の増殖能と I 型コラーゲンの産生能の低下が起こる．また，コラーゲンを分解する酵素の 1 つである matrix metalloprotease-1（MMP-1）の産生量は増加する．これらの生理的老化変化によって，真皮内のコラーゲン量が低下し，真皮が薄くなる[2]（図 5）．このように加齢（生理的老化）によって

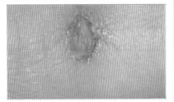	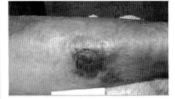	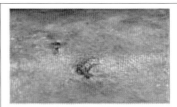
カテゴリー 1a	カテゴリー 1b	カテゴリー 2a
創縁を（過度に伸展させることなく）正常な解剖学的位置に戻すことができ，皮膚または皮弁の色が蒼白でない，薄黒くない，または黒ずんでいないスキンテア．	創縁を（過度に伸展させることなく）正常な解剖学的位置に戻すことができ，皮膚または皮弁の色が蒼白，薄黒い，または黒ずんでいるスキンテア．	創縁を正常な解剖学的位置に戻すことができず，皮膚または皮弁の色が蒼白でない，薄黒くない，または黒ずんでいないスキンテア．
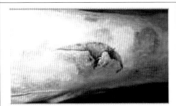	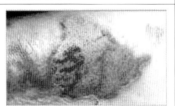	
カテゴリー 2b	カテゴリー 3	
創縁を正常な解剖学的位置に戻すことができず，皮膚または皮弁の色が蒼白，薄黒い，または黒ずんでいるスキンテア．	皮弁が完全に欠損しているスキンテア．	

図 4. スキン-テア

（日本創傷・オストミー・失禁管理学会編：ベストプラクティス スキン-テア（皮膚裂傷）の予防と管理. P. 7，照林社，東京，2015. より引用）

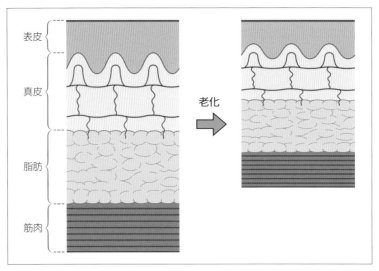

図 5. 老化による皮膚の構造変化

老化によって，表皮は菲薄化する．真皮内のコラーゲン量が低下し，真皮も薄くなる．脂肪組織，筋肉の萎縮も生じて全体的に皮膚が薄くなる．

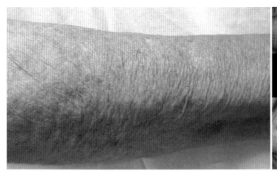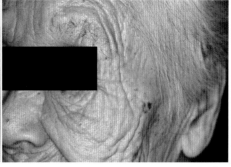

図 6. 生理的老化によるシワと光老化によるシワの違い　　a | b
　a：加齢(生理的老化)によるシワ：浅く，細かい
　b：紫外線(光老化)によるシワ：深く，大きい

表皮が菲薄化し，真皮の浅いところのコラーゲンが減少するため，加齢によるシワは浅くて，細かくなる(図 6-a)．

　光老化の原因である紫外線は，線維芽細胞のコラーゲン合成を抑制し，分解を亢進する．また，弾性線維の合成は亢進し，変性した過剰な弾性線維は真皮上層に沈着し，いわゆる光線性弾性(弾力)線維症が生じる．光老化によって，真皮の深いところのコラーゲン量が減少し，弾性線維が原生してしまうために，紫外線による光老化では，深くて，大きなシワになる(図 6-b)．さらに，真皮の水分を保持しているヒアルロン酸も減少する．このため，真皮は柔軟性や弾力性を失い，バリア機能の低下や創傷治癒力の低下もきたす．

　また，老化に伴って真皮乳頭層の毛細血管係蹄の消失もみられる．老化による血管量，血流量の低下によって，組織への酸素・栄養成分の供給量が低下する．したがって，高齢者では，若年者と比較して，圧迫による虚血，低酸素状態が生じやすくなるため，褥瘡が生じやすいと考えられる．また，血管周囲の結合組織が減少して血管が破れやすくなるため，軽微な外力(圧迫・打撲など)によって内出血斑(紫斑)を生じる(図 7)．高齢者では脳や心臓などの血管塞栓症・血栓症を合併していることが多く，治療薬として抗凝固薬を内服していることが多い．抗凝固薬を内服している場合は，脆弱な血管の損傷によって生じた内出血が止血されにくくなり，通常より大きな内出血斑(紫斑)を生じて，皮膚潰瘍に至ることもあるため注意が必要である．

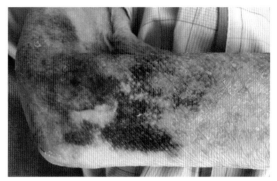

図 7. 軽微な圧迫・外的刺激による内出血斑(紫斑)

　毛包には様々な細胞に分化(変化)することができる幹細胞が存在する．幹細胞は組織を修復する能力を持つため，皮膚の創傷治癒においても重要と考えられている．老化によって幹細胞の数や能力の低下が起こることが創傷治癒能力の低下に関連すると考えられる．

　皮脂腺・汗腺は皮膚に潤いを与え，水分を保持し，皮膚のバリア機能に重要な役割を担っている．老化によって皮脂腺・汗腺は退縮するため皮膚は乾燥し，バリア機能が低下する．

　普段，私たちは長時間の皮膚の圧迫によって痛みを感じるため，無意識に姿勢を変化させて圧迫を解除している．しかし，高齢者では知覚神経の退縮も起こり，痛みを感じづらくなるため，過度の皮膚への圧迫を生じやすくなり，皮膚損傷を生じやすくなる．

老化による皮下組織の変化

　皮下組織は主に脂肪組織と線維状の結合組織より構成され，体圧の分散や保温機能を持つ．クッ

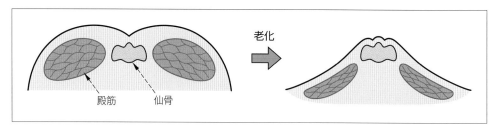

図 8. 骨突出が起こる機序

仙骨周囲の筋肉や脂肪が廃用性萎縮のため減少し，仙骨が突出してくる．また，突出部位の皮膚も薄くなっており，褥瘡を生じやすくなる．

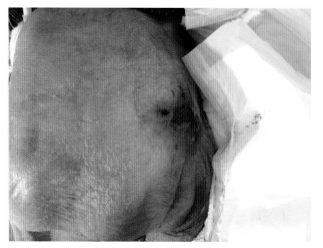

図 9. 骨突出部(仙骨)に生じた褥瘡

表 3. 蛋白質・エネルギー低栄養状態(PEM)の指標

体重減少	1か月で 5%以上
血清アルブミン	3.0 g/d/ 以下
BMI	19.8 以下
ヘモグロビン値	11.0 g/d/ 以下
ヘマトクリット	男：40%以下，女：34%以下
総コレステロール値	160 mg/d/ 以下
末梢総リンパ球数	1,200/mm³未満

ションのように体を保護したり，外気の熱や寒さから守る機能がある．食事摂取不良や腸管の機能低下が起きると，栄養が体内に吸収されないため，脂肪組織が薄くなり，クッション機能が低下する．また，その下には筋肉があり，これもクッションとしての役割を持つ．老化によって筋肉を使わなくなると，筋肉が痩せてしまうため(廃用性萎縮)，クッション機能が低下し褥瘡が生じやすくなる．(図5, 8)

骨突出が起こる機序とその対策

痩せや廃用性萎縮により，皮膚の菲薄化，皮下脂肪や筋肉の減少により骨の部分の皮膚が盛り上がるようになる(図8)．特に仙骨部では図8, 9に示すように加齢によって仙骨周囲の筋肉や脂肪が廃用性萎縮のため減少し，仙骨が突出してくる．こうした部位には，集中的に摩擦や圧力が加わり，血流障害や組織障害が起こりやすく，表皮剝離や皮膚壊死となり褥瘡を生じやすくなる．褥瘡は骨突出部位に起こりやすいため，仙骨部，大転子部，腸骨部，外果部，踵部，後頭部などに好発する．

このような理由で，高齢者，特に栄養状態が悪く痩せている患者に骨突出が生じやすいため，栄養状態の改善は褥瘡予防・治療において重要な役割を果たすと考えられる．栄養状態の指標として，蛋白質・エネルギー低栄養状態(protein energy malnutrition；PEM)という概念がある(**表3**)．PEM ではクッションの役割を有する脂肪組織や筋肉の萎縮が生じるため，骨突出が顕著になる．また，PEM では，組織の浮腫を招き，皮膚が傷つきやすく，創傷治癒能力の低下もみられる．高齢者では，約40%が PEM の状態にあるといわれており，高齢者では栄養状態の評価が褥瘡管理に不可欠である．

関節が屈曲拘縮・伸展拘縮・変形を起こした場合も同様に骨が突出する．このような場合はリハビリテーションにより，少しでも拘縮の改善を目指すことが重要である．

老化による皮膚免疫機能の変化[3]

加齢に伴い免疫機能も全般に低下する．具体的

にはまず，胸腺の機能低下を起こし，末梢Tリンパ球が減少し（CD8⁺ T細胞優位の減少），サイトカインの産生能に変化が生じる．加齢とともにCD4⁺ヘルパーT（Th）細胞の構成はTh1細胞（主に細胞性免疫を担う・IL-2，IFN-γを産生）からTh2細胞（主に液性免疫を担う・IL-4，IL-5，IL-6を産生）優位に移行する．したがって，T細胞の増殖に関与するIL-2の産生は低下し，B細胞の増殖に関与するIL-4，IL-6は増加する．ツベルクリン反応は皮膚の細胞性免疫によって生じる反応であるが，加齢による細胞性免疫機能の低下によって，反応が低下・減弱する．CD8⁺ヘルパーT（Th）細胞では，老化によって細胞障害性物質のパーフォリンの発現が低下する．

Bリンパ球は老化によってあまり減少しないが，外来抗原に対する抗体産生反応が低下する．また，ナチュラルキラー細胞の活性，顆粒球の貪食能やスーパーオキシド産生能はいずれも低下する．

ランゲルハンス細胞の数・機能もともに低下する．免疫の抑制機能にかかわっている制御性T細胞の数が老化によって増加する．これらの結果，高齢者の皮膚では皮膚局所の自然免疫や獲得免疫の働きが低下し，褥瘡の細菌感染を生じやすくなる．また，高齢者では免疫力の低下によって，感染が拡大しやすく，褥瘡や皮膚潰瘍がさらに広く深く進行し，蜂窩織炎や敗血症などを併発し全身状態の悪化をきたしやすいため注意が必要である．

高齢者に皮膚損傷（特に褥瘡）が生じやすい理由

加齢により褥瘡が生じやすい理由として，① 外的圧力と骨との間の組織（皮膚・脂肪・筋肉）の量と機能が低下し，脆弱となる，② 骨突出が起こる，③ 免疫機能が低下する，④ 知覚が低下するなどが挙げられる．また，老化に伴う創傷治癒能力，免疫機能の低下は，高齢者の皮膚潰瘍・褥瘡が治りにくい原因の1つと考えられる．他にも，高齢者には，糖尿病，高脂血症などの様々な合併症による血管障害，神経障害が多いことも皮膚損傷，皮膚潰瘍の原因として重要な要素であり，これらの原因疾患の有無を調べて，治療を並行して行うべきである．

おわりに

本稿では，高齢者に生じる皮膚・脂肪・筋肉の構造の脆弱化や機能低下について解説した．また，老化による骨突出の機序や栄養対策の重要性についても解説した．これらの老化による変化によって，若年者と比べて皮膚損傷・皮膚疾患が発生しやすい状態となり，発生した場合には治癒も遷延する．これら高齢者の特徴を踏まえ，皮膚損傷の予防・治療のため適切なケアを計画的に行っていくことが重要である．

文　献

1) 小林祐太，Sultana Razia：皮膚の加齢変化．基礎老化研究，**32**：15-19，2008.
2) 石川　治：皮膚科医からのアンチエイジング・アドバイス．*Modern Physician*, **26**：571-574，2006.
3) 種井良二：高齢者の皮膚の特徴．皮膚病診療，**30**（増）：18-23，2008.
4) 安部正敏：たった20項目で学べる褥瘡ケア．pp. 18-27，学研，2014.

Monthly Book MEDICAL REHABILITATION

リハビリテーション専門雑誌
「メディカル リハビリテーション」

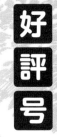

好評号

No.254 増大号

足のリハビリテーション診療 パーフェクトガイド

◆ 編集／和田 郁雄 (愛知淑徳大学教授)
2020年10月発行　定価4,400円 (本体4,000円＋税)

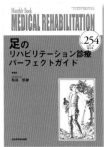

足の解剖・運動学的特徴などの基本的知識から、画像診断、
足の疾患・病態と臨床に使える知識まで、足のリハビリテーション診療
にかかわる諸問題を網羅。丸ごと一冊お役立ていただけます！

目次

- ・リハビリテーション医療に必要な足関節・足部の機能解剖学
- ・リハビリテーション医療に必要な足関節・足部における
  バイオメカニクス
- ・リハビリテーション医療に必要な足関節・足部の画像診断法
- ・リハビリテーション医療で使える足関節・足部の疾患や障害へ
  の超音波断層法の応用
- ・脳性麻痺による足部変形の整形外科治療と術前後
  リハビリテーション治療
- ・脊髄損傷に伴う足部ケアとリハビリテーション医療
- ・痙性麻痺足に対する痙縮治療の現状
- ・痙性麻痺足に対する最新の治療 —体外衝撃波による痙縮治療—
- ・二分脊椎・脊髄髄膜瘤による足部障害，歩行機能障害への対応
- ・末梢神経疾患や筋疾患（シャルコー・マリー・トゥース病など）
  による足関節および足部の障害に対するリハビリテーション治療
- ・足関節および足部のスポーツ傷害に対する保存療法の実際
- ・アキレス腱断裂に対する保存療法および縫合術後の
  リハビリテーション治療
- ・足部軟部組織障害（アキレス腱症など）に対する
  リハビリテーション治療

- ・足関節外側靱帯損傷に対するリハビリテーション治療
  —再受傷予防を目指して—
- ・足関節果部骨折・脱臼骨折に対する整形外科的治療後の
  リハビリテーション治療
- ・足部・足関節疾患の整形外科的治療後の
  リハビリテーション治療のポイント
- ・外反母趾に対する運動療法（母趾外転筋運動訓練）
- ・足趾・前足部障害に対するリハビリテーション治療
- ・変形性足関節症に対する運動療法
- ・成人期扁平足への対応
- ・小児期扁平足への対応
- ・糖尿病および末梢血管障害による足部障害への対応
- ・関節リウマチに伴う足趾，足部の変形や障害に対する整形外科
  およびリハビリテーション治療
- ・足関節および足部の障害に対する装具治療（療法）の現状と
  処方上のポイント
- ・靴選びのポイント —靴の構造と機能—

No.258

膝関節リハビリテーション診療 マニュアル

◆ 編集／津田 英一 (弘前大学教授)
2021年2月号　定価2,750円 (本体2,500円＋税)

疾患・手術別に膝関節のリハビリテーション治療の手技を解説。
トレーニング方法は写真にてご紹介。初心者から上級者まで、
実践的にお読みいただけます！

主な目次

解剖・バイオメカニクス／診断／リハビリテーション治療の基本手技／膝伸展機構障害／膝前十字靱帯再建術／半月板損傷治療
膝関節軟骨損傷／変形性膝関節症／膝周囲骨切り術／人工膝関節全置換術（TKA）／膝関節周囲悪性骨軟部腫瘍手術

全日本病院出版会

〒113-0033 東京都文京区本郷 3-16-4　Tel：03-5689-5989
www.zenniti.com　Fax：03-5689-8030

MB Med Reha **No.271**：**9-13**, 2022

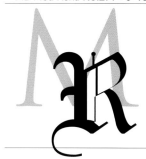

特集／リハビリテーション現場で知っておきたい高齢者の皮膚トラブル対応の知識

放置してはいけない皮膚疾患

磯貝善蔵*

Abstract　褥瘡の好発部位である仙骨部や踵にも，必然的に他の皮膚疾患が発症し得る．本稿では仙骨部や踵にみられ，褥瘡との鑑別と速やかな診療が必要な皮膚疾患を取り上げる．感染症では帯状疱疹と褥瘡に続発する壊死性軟部組織感染症が重要であり，それぞれ抗ウイルス薬の早期投与や病態に応じた抗菌薬，外科的デブリードマンが必要となる．皮膚悪性腫瘍はオムツや靴下に隠れる部位であるために，乳房外パジェット病や有棘細胞癌の発見が遅れることがある．自己免疫性水疱症である類天疱瘡は高齢者に頻度が高く，多くの場合で免疫抑制治療が必要になる．さらに，閉塞性動脈硬化症や自己免疫疾患に伴う皮膚潰瘍も褥瘡の鑑別診断となる疾患であるが，局所治療だけでは対応しにくい．他にも褥瘡の好発部位である仙骨部，踵に発症する放置してはいけない皮膚疾患は数多く，診療に関して皮膚科医との連携が必要となってくる．

Key words　褥瘡(pressure ulcer)，帯状疱疹(herpes zoster)，水疱性類天疱瘡(bullous pemphigoid)，皮膚がん(skin cancer)

はじめに

　皮膚は巨大な最外層臓器である．皮膚は様々な外的な刺激を受けるとともに，内的な異常を発信している．そのため，他の臓器に比べて皮膚疾患の種類は格段に多い．一方，既存の皮膚疾患が体動で悪化することも多く，リハビリテーションの現場で障害となる場合がある．今回は褥瘡の好発部位である仙骨部，踵などに発症することがあるが，褥瘡とは異なる診療が速やかに必要な皮膚疾患を取り上げて解説する．

感染症

1．帯状疱疹

　帯状疱疹は水痘・帯状疱疹ウイルス(varicella-zoster virus；VZV)の再活性化によって発症する疾患である．VZVの初感染では水痘を発症するが，その後ウイルスは脊髄後根神経節や三叉神経

節に潜伏し，様々な要因で再活性化すると帯状疱疹となる．帯状疱疹は体の様々な部位に発症するため，殿部などの褥瘡好発部位にもみられる(**図1**)．

　帯状疱疹の診断は問診や視診を中心とする一般的な診察で可能であり，典型例では片側の神経支配領域に一致した部位に，疼痛を伴い集簇する水疱やびらんを認める．鑑別としては接触皮膚炎，チャドクガ皮膚炎，蜂窩織炎，丹毒などが挙げられるが，皮膚科専門医が診断に苦慮することは少ない．さらに褥瘡発症部位では鑑別診断である接触皮膚炎や虫による皮膚炎は除外しやすい．診断に迷う場合にはツアンク試験，蛍光抗体法，迅速VZV抗原検出法など皮疹からの検体を用いた検査を行う．デルマクイック® VZVは水疱などの検体からVZV抗原を検出でき，診断の補助となる[1]．

　治療は原則として抗ウイルス薬の全身投与を行う．内服薬と注射薬があるが，重症度や腎機能な

* Zenzo ISOGAI，〒 474-8511　愛知県大府市森岡町 7-430　国立長寿医療研究センター，副院長／皮膚科部長

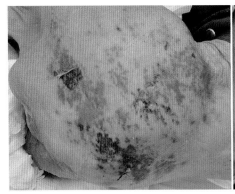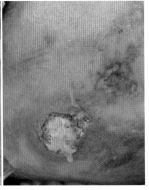

図 1. 帯状疱疹　　　　　　　　a｜b

a：左殿部全体に発症した帯状疱疹

b：仙骨部のみ褥瘡様となった帯状疱疹

周囲に治癒した病変がある．仙骨部は発症後，外力を受けて遷延した
と考えられた．

どを勘案して決定する．これら薬剤の作用機序は
ウイルスの増殖抑制であり発症早期でないと効果
が期待しにくいため，放置せずに早期治療が必要
である．高齢者に起きる帯状疱疹は発熱，脱水，
嘔吐などを呈して全身状態に大きな影響を与える
ことも多い．また，初期治療の成否が後に残る神
経痛に影響することも重要である．

　殿部など褥瘡好発部位の帯状疱疹は以下の点に
注意が必要である．① 部位的に発見が遅れ，治療
開始が遅れる．② 帯状疱疹に起因する排尿排便障
害が合併することがある．時に，尿閉になるため
尿道カテーテル留置や間欠導尿が必要になる．③
高齢者では帯状疱疹による疼痛，発熱，脱水など
のために動けなくなり，褥瘡を合併してしまうこ
とがある．

　一方，類似疾患である単純疱疹は単純疱疹ウイ
ルス（herpes simplex virus；HSV）によって引き
起こされる疾患であり，帯状疱疹と明確に区別さ
れるべきである．HSV-1は主として三叉神経領域
に潜伏感染し，再活性化では口唇や鼻粘膜周囲の
水疱を呈するが，HSV-2は主として腰仙神経節に
潜伏感染して，時に仙骨・尾骨部に発症する．高
齢者では仙骨・尾骨部の単純疱疹の早期発見は難
しいため，「すぐに治癒した褥瘡」とされている例
もある．再発性単純疱疹が重症化して全身状態に
影響を与えることや疼痛を呈することは稀である．

2．壊死性軟部組織感染症

　深い褥瘡に伴う緊急的な重症合併症に壊死性軟

部組織感染症（壊死性筋膜炎，ガス壊疽などを含
む概念）がある．細菌感染が原因の血管閉塞性の
軟部組織壊死が疾患の本態であり，軟部組織から
筋膜・筋肉が主病変となる．深い褥瘡でみられる
放置された壊死組織を母地として隣接する軟部組
織に感染が起こる．そのため，褥瘡と感染症の部
位的な違いは慣れないと判断しにくい．褥瘡では
ポケットを伴うため深部での感染症が発見されに
くいことも念頭に置く．

　皮膚の肉眼的所見は紫斑，紅斑などが多いが，
真皮，脂肪組織の厚みのある部位（坐骨部など）で
は視診のみで判断しにくい．触診での握雪感や，
ポケット部位にゾンデが皮下組織～筋膜を裂くよ
うに挿入できることが診断の参考になる．画像診
断ではCTが有用であり，皮下脂肪組織の炎症
像・ガス像や骨変化，病変の広がりが可視化でき
る．臨床検査では白血球やCRP上昇などの炎症所
見がみられる．時に DIC（disseminated intravas-
cular coagulation）の病態となり出血傾向をきた
すこともある．筋へ感染が及ぶとクレアチニンキ
ナーゼやアルドラーゼの上昇を伴うことがある
が，一般に高齢で筋肉が減少した褥瘡発症部位の
特徴から壊死性筋膜炎の重症度スコアである
LRINEC（laboratory risk indicator for necrotiz-
ing fasciitis）score は，褥瘡に関連しない壊死性筋
膜炎よりも低い[2]．典型例ではポケットの最深部
を手術的に展開すると（**図2**），黒色～灰色の壊死
組織がみられ，感染によって血管閉塞が起こった

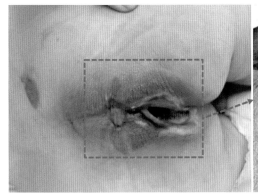
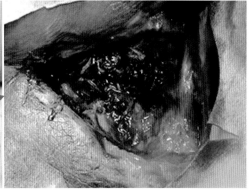

a│b

図 2. 壊死性軟部組織感染症
a：仙骨部褥瘡から発症した壊死性軟部組織感染症
b：a の四角で囲った部位を切開したところ
脂肪組織が灰黒色を呈し，悪臭がある．壊死性軟部組織感染症の所見を呈している．

壊死の所見を呈する．この所見は感染が起こっていない深い褥瘡にみられる自己融解による黄色壊死組織とは異なる．細菌学的には複数の細菌が検出される混合感染，とりわけガス産生菌を含む嫌気性菌と好気性菌の両者の存在が多い．そのため，全身的治療はペネム系などの広域スペクトラムの抗菌薬を使うことが多い．また局所への抗生物質（ゲンタシン軟膏など）の適応や効果はない．

迅速な壊死組織のデブリードマンと適切な抗菌薬治療の両者の治療が同時に必要である．デブリードマンは壊死組織を除去するための外科的手技であるが，① 膿瘍形成に対する切開排膿，② 嫌気性菌感染への開放処置，③ 骨髄炎に対する腐骨除去，④ ポケット切開という様々な要素を含んでいる[3]．壊死性軟部組織感染症を有する患者の全身状態は不良であるが，多くの場合，局所麻酔下に侵襲を少なく感染を制御できるため，外科的処置の適応に関して専門医に相談する．

悪性腫瘍

1．乳房外パジェット病

アポクリン汗腺の多い部位である外陰部にできやすい皮膚悪性腫瘍である（**図3**）．外陰部での好発部位は男性では陰嚢，女性は大陰唇とされており，オムツに覆われる部位の皮膚悪性腫瘍として知っておく必要がある．また，初期病変は隆起せず，湿疹として治療されていることもある[4]．初期病変であれば外科的治療や放射線治療で完治で

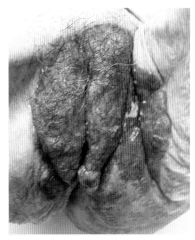

図 3. 女性外陰部の乳房外パジェット病紅斑で発症し，結節になる．

きるが，転移した場合には予後不良である．骨突出部に発症することは少ないが，羞恥心によって発見や対応が遅れることが多い．褥瘡や外陰部の皮膚炎，カンジダ性間擦疹などの重要な鑑別診断となる．

2．有棘細胞癌

有棘細胞癌は紫外線などの慢性の表皮細胞への傷害によって発生することが多い．殿部では紫外線への曝露は少ないため有棘細胞癌の頻度は高くないが，褥瘡などの慢性潰瘍が長期にわたる場合，すなわち炎症病態の長期持続は有棘細胞癌のリスクになる[5]．慢性潰瘍性病変にはこのような観点からも速やかな治療が必要といえる．

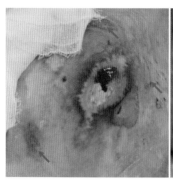

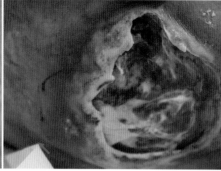

図 4.
褥瘡(a は坐骨部, b は仙骨部)
と水疱性類天疱瘡(青矢印)の合
併例
骨突出部位に一致するかが重要
である.

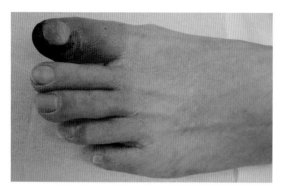

図 5. 左 1 趾の黒色壊死を呈した閉塞性動脈硬化症
足は冷たく, 末梢動脈は触知しない.

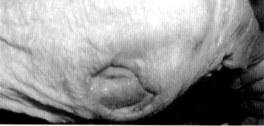

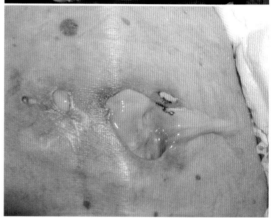

図 6. 長期間の関節リウマチ患者に伴った
皮膚潰瘍
脂肪組織の炎症性の融解を認める. 外力が
加わる部位に発症しやすい.
a:左肘, b:右背部

自己免疫性水疱症(類天疱瘡)

　水疱性類天疱瘡は抗表皮基底膜部抗原(BP180,
BP230)に対する自己抗体が作用することによっ
て皮膚に水疱を形成する自己免疫性水疱症であ
る. 高齢者に頻度が高く, 多発性の紅斑・水疱・
びらんによる痒み, 痛みがあり, 高齢者の ADL
を大きく損なう疾患である. 仙骨部では 2 次的に
外力を受けて潰瘍が続く場合がある. 褥瘡と紛ら
わしい場合もあるが, 褥瘡ができやすい部位に限
局して発症することはないため, 全身の皮膚の診
察が必要となる. 一方で褥瘡と併存することも稀
ではなく, 荷重部では図 4 のように褥瘡の周囲に
水疱が破れたびらんがみられる. 確定診断には臨
床所見, 病理組織検査, 免疫病理学的検査, 血清
学的検査などから総合的に行う. 治療は全身的な
ステロイド内服治療を中心とした抗炎症・免疫抑
制治療が中心となる. 高齢者は様々な合併症を有
することが多く, 副作用に留意する[6].

動脈硬化や自己免疫疾患と関連する
循環障害で起きる皮膚潰瘍

　閉塞性動脈硬化症などの虚血が進行すると踵や
足趾の変化をきたすことがある(図 5). このよう
な場合では速やかな血管内治療やバイパス手術が
必要になることも多い. 踵や足の病変では循環障
害と褥瘡の両者が混在することもある. 動脈由来
の血行障害であった場合には血管外科などでの治
療を検討する[5].
　また, 進行した関節リウマチ(悪性関節リウマ

チと呼ばれることもある）では脂肪組織の壊死が起こり，褥瘡との鑑別を必要とする深い潰瘍をきたすことがある（**図6**）．これはリウマチ性血管炎や脂肪織炎の結果起こるが，外力が加わる部位に病変が誘発されやすく，褥瘡とされていることもある[5]．

最後に

褥瘡は，「身体に加わった外力は骨と皮膚表層の間の軟部組織の血流を低下，あるいは停止させる．この状況が一定時間持続されると組織は不可逆的な阻血障害に陥り褥瘡となる」と定義されている．診断にあたっては，上記と照らし合わせつつ，他の皮膚疾患との鑑別を含めて検討する必要がある．適切な診断のもと，必要に応じた治療を速やかに行う．

文 献

1) 河原由恵：帯状疱疹—高齢者診療のポイント—. *Geriatric Medicine*, **58**(8)：711-716, 2020.
2) Mizokami F, et al：Necrotizing Soft Tissue Infections Developing from Pressure Ulcers. *J Tissue Viability*, **23**(1)：1-6, 2014.
   Summary 筆者の施設における多くの症例の検討.
3) 磯貝善蔵：高齢者の皮膚・軟部組織感染症(1)褥瘡. Advance in Aging and Health Research 2017 高齢期の感染症とその対策, pp.127-134, 財団法人長寿科学振興財団, 2017.
4) 吉野公二ほか：皮膚悪性腫瘍ガイドライン第3版 乳房外パジェット病診療ガイドライン 2021. 日皮会誌, **131**(2)：225-244, 2021.
5) 磯貝善蔵：多彩な褥瘡病変と褥瘡と間違いやすい皮膚病変. 薬局, **61**(3)：353-357, 2010.
6) 氏家英之ほか：類天疱瘡(後天性表皮水疱症を含む)診療ガイドライン. 日皮会誌, **127**(7)：1483-1521, 2017.
   Summary 類天疱瘡に関する標準的な知識が得られる.

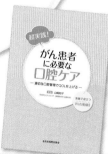
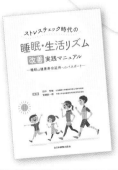

MB Med Reha **No.271** : **15-20**, 2022

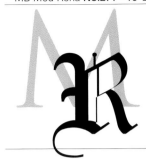

特集／リハビリテーション現場で知っておきたい
高齢者の皮膚トラブル対応の知識

痒みを伴う皮膚疾患

高橋秀典*

Abstract 痒みとは，引っ掻きたくなるような不快な感覚と定義され，誰にでも生じる最もありふれた皮膚症状の1つである．その原因は加齢に伴う生理的変化，真菌や疥癬などの感染症，内臓疾患に伴って生じる痒みなど様々である．痒みは客観的な評価が難しく共感を得られないことがしばしばで，患者にとって大きな精神的負担になることも多い．痒いという訴えに対して漫然と「痒み止め」を処方するのではなく，皮膚の観察・患者背景の確認を丁寧に行い，その原因を理解して対応することが重要である．

Key words 痒み(itch)，皮膚炎(dermatitis)，真菌症(fungal disease)，疥癬(scabies)

はじめに

　痒みは，誰にでも生じる「思わず掻きたくなるような不快な感覚」である．痒みを伴う皮膚疾患はあまたあるが，今回は日常にありふれた疾患や注意が必要な疾患をピックアップした．

皮膚掻痒症

　皮膚掻痒症は，皮膚病変がないにもかかわらず掻痒を生じる疾患とされている[1]．ただ，掻破に伴う二次性の湿疹を伴う（**図1**）ことがしばしばある．汎発性皮膚掻痒症や限局性皮膚掻痒症，さらに細かな分類がされているが，今回は特に接する機会の多い加齢性皮膚掻痒症を中心に解説する．

　加齢性皮膚掻痒症は，天然保湿因子の低下，表皮脂質の減少，表皮ターンオーバーの低下などによる老人性乾皮症に低湿度や過剰な洗浄などの環境因子が加わって生じるため，寒い時期にみられることが多い．皮膚掻痒症は抗ヒスタミン薬が効きにくいことが知られており[2][3]，ステロイド外用

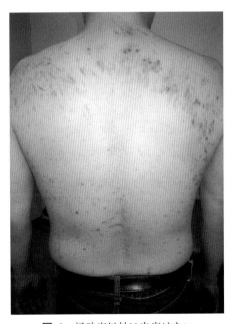

図 1. 掻破痕以外に皮疹はない

* Hidenori TAKAHASHI, 〒 911-8558 福井県勝山市長山町 2-6-21 独立行政法人 地域医療機能推進機構福井勝山総合病院皮膚科，部長

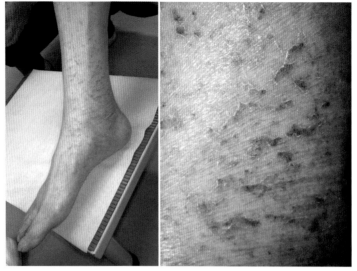

図 2. 高齢者下腿の著明な乾皮症と紅斑・亀裂

薬も掻破に伴う湿疹が生じていなければ効果は期待できない. 乾皮症に伴う皮膚掻痒症では保湿剤を使用することで掻痒感を軽減できる. また, 低湿度な環境の改善や入浴時に体をこすりすぎないなどの生活指導が重要である.

使用する保湿剤として, ヘパリン類似物質や白色ワセリンなどを処方することが多いが, 市販されているセラミドやヒアルロン酸, その他の保湿因子を含有した保湿剤でも構わない.

皮脂欠乏性湿疹

皮脂欠乏性湿疹は加齢性皮膚掻痒症との区別を付けにくいが, 老人性乾皮症に低湿な環境, 石鹸やタオルを使用した過度の洗浄で皮膚のバリア機能が低下して刺激性皮膚炎が生じた状態である[4]. 多くは寒い時期で, 下腿前面・大腿・側腹部〜腰部の角質に細かな亀裂が生じ, あたかも枯れた田んぼのような外観(図2)を呈することがある.

治療には, まず低湿な環境の改善や過度な洗浄をやめるなどの生活指導を行う. 加齢性皮膚掻痒症と違ってすでに刺激性皮膚炎が生じた状態であり, 加齢性皮膚掻痒症と同じく保湿剤を外用し, さらにステロイド外用薬を塗布することで皮膚炎を改善することができる.

接触皮膚炎

接触皮膚炎は, いわゆる「かぶれ」のことで, 外来性の刺激物質や抗原の接触によって引き起こされ, 一定の刺激で誰にでも生じる刺激性接触皮膚炎と, 感作した者にしか生じないアレルギー性接触皮膚炎に大別される. 通常は原因物質が付着した部位に限局して紅斑や漿液性丘疹, 小水疱やびらんが生じ強い痒みを伴うが, 炎症が極端に強い場合には皮膚が壊死することもある[5].

刺激性接触皮膚炎の代表的なものとして頻繁な手洗いや手指消毒による手湿疹, マスク着用による被覆部位の湿潤・刺激(図3)が挙げられる. これらはCOVID-19の流行とともに手洗いの励行とマスクの着用がより一般的となり, 医療従事者のみならず一般の方々にも増加しているようである. また, 最近話題となることの多い失禁関連皮膚炎(incontinence-associated dermatitis；IAD)[6]も刺激性接触皮膚炎に含まれる部分が大きい.

アレルギー性接触皮膚炎はアクセサリーなどの金属・植物・化粧品など日常にありふれたものが原因となることが多い. 特殊な例として, 湿布を貼った部位を日光にさらすことで生じる光接触皮膚炎(図4)があり, 特に手首や肘・膝の痛みがある場合には注意が必要である.

治療は基本的に刺激物質・抗原との接触を断

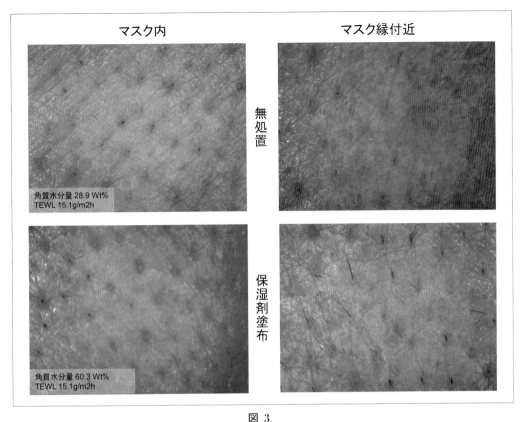

マスク内　　　　　　　　マスク縁付近

無処置

角質水分量 28.9 Wt%
TEWL 15.1g/m2h

保湿剤塗布

角質水分量 60.3 Wt%
TEWL 15.1g/m2h

図 3.
50代，男性．マスク内外の角質水分量とTEWL（経表皮水分蒸散量）を保湿剤の有無で左右比較した．

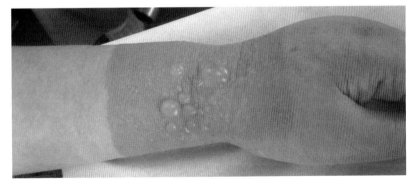

図 4.
ケトプロフェン湿布による
光接触皮膚炎

ち，ステロイド外用薬を使用することである．ステロイド外用薬に関しては，不安に駆られて弱いものを使用しているケースが稀にみられるが，十分な効果を得られず皮膚炎が遷延するだけである．症状に合わせた強さのステロイド外用薬を選ぶことが重要である．

ここまではいわゆる湿疹・皮膚炎と呼ばれるもので，患者との接触に大きな注意は必要ないものであったが，これ以降は多少なりとも直接の接触に注意が必要な疾患である．

皮膚糸状菌症

皮膚糸状菌症は主として白癬菌による皮膚の感染症で，一般には水虫と呼ばれている．感染する部位によってシラクモ（頭部），ゼニタムシ（体部），インキンタムシ（陰股部）といった呼び名があるが，ほぼ同じものである．白癬菌は接触によって感染するため，患者と接触する際には手袋を着用する，もしくは接触後に手洗いをすることが大切である．

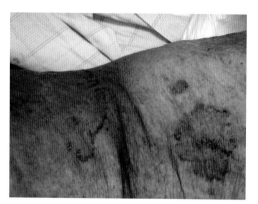

図 5. 体部白癬の臨床像

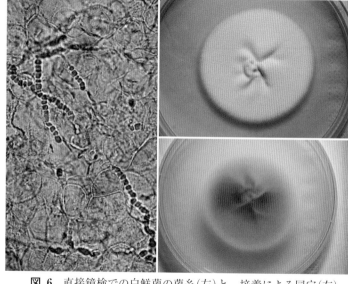

図 6. 直接鏡検での白癬菌の菌糸(左)と，培養による同定(右)

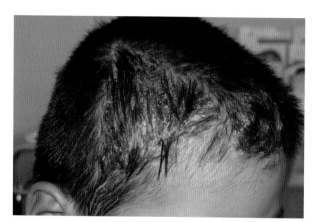

図 7. ケルズス禿瘡(初期)

1. 体部白癬・股部白癬

体部白癬・股部白癬は日常の診療でしばしば目にする疾患である．境界明瞭な環状の紅斑で，辺縁には鱗屑が付着し中心は色素沈着(中心治癒傾向)となり(図5)，痒いことが多い．体が痒いという訴えだけで皮脂欠乏性皮膚炎と混同し，ステロイド外用薬を使用されていることがあるので，疑わしい場合には皮疹部からの直接鏡検や培養検査(図6)，専門医への相談が必要になる．通常は抗真菌外用薬の使用で治癒するが，範囲が広い場合や繰り返す症例では抗真菌薬の内服を行うこともある．

2. 足白癬・足爪白癬

足白癬・足爪白癬は，日本臨床皮膚科医会が主導で行った全国調査[7]で，足白癬(21.6%)，爪白癬(10.0%)程度の有病率と推計されている．

足白癬は角質が肥厚するだけで痒みを伴わないものから，小水疱を形成したり趾間が浸軟したりして痒みを伴うものまで様々である．趾間の皮膚が浸軟するものでは，浸軟した部位から細菌感染を続発することがあり注意が必要である．採取した角質から白癬菌を確認して確定診断をする．足白癬は通常外用薬で治療を行うが，角質増殖型足白癬では内服での治療を行うことがある．

爪白癬の治療は内服薬が第1選択であったが，有効な外用薬が上市されてきたため内服薬を使用できない患者でも治癒を目指すことができるようになっている．

3. 頭部の白癬

頭部の白癬は，不用意な治療でケルズス禿瘡を引き起こすことがあるので，頭皮が痒くて抜け毛やフケが多いという患者には気を付けるべきである．特に，柔道やレスリング，相撲に携わる患者では，*T. tonsurans* という白癬菌による頭部白癬(図7)が問題となっているので，少しでも疑わしい場合には専門医の受診を勧めていただきたい．

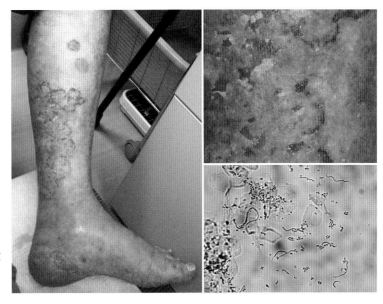

図 8.
皮膚カンジダ症の臨床像(左)と鏡検による確定診断(右下)

皮膚カンジダ症

カンジダは粘膜から消化管，皮膚に常在する酵母様真菌である．皮膚カンジダ症は陰股部，指・趾間部などの皮膚同士が密着するところや絆創膏で被覆した部位などに生じることが多い．境界明瞭な紅斑を生じ，びらんや膜様の鱗屑，小膿疱がみられ(図8)，白癬菌と違って中心治癒傾向を呈することは少ない．診断には皮疹部からカンジダの仮性菌糸と胞子を観察して行う．皮膚の常在菌であるため，培養だけでの確定診断はできない．治療には抗真菌外用薬を使用するが，チオカルバメート系の薬剤など一部の薬剤はカンジダに対する効果が期待できないため薬剤の選択には気を付けていただきたい．

高齢者では失禁対策のためにオムツを使用している場合があり，外陰部カンジダ症を発症することがしばしばある．このようなケースでは，陰部を洗浄する際に抗真菌成分を含有する石鹸を使用することでカンジダ症をある程度は予防することができる[8]．

疥 癬

疥癬は，ヒゼンダニ(図9-a)が角質に寄生して痒みを生じる感染症で，特に夜間に強い痒みを感じることが多い．指間や陰股部，体幹などに痒みの強い丘疹が多発(図9-b)し，手掌や指間では水尾徴候とも呼ばれるモグラの通り道のように角質が盛り上がる疥癬トンネル(図9-c)を形成するのが特徴である[9]．

疥癬には通常疥癬と角化型疥癬と呼ばれる病型がある．角化型疥癬では角質が蠣殻のように分厚く蓄積し，通常疥癬ではあまりみられない顔面〜頭部にまで拡大することがある．角化型疥癬は，免疫不全状態であったり疥癬の確認をせずにステロイドによる痒みの治療を漫然と行ったりした結果として生じることがある．感染力が極めて強いため，個室管理など，より強力な感染対策が必要である．

診断は，皮疹部から検体を採取して虫体もしくは虫卵を確認して診断する．治療は，確定診断が付いた，もしくは疥癬患者と濃厚接触歴があり臨床的に疥癬が疑われる患者に対して行う．イベルメクチン錠剤(内服)とフェノトリンローション(外用)が保険適用になっていて，クロタミトン(外用)は保険適用ではないものの保険審査上認められている薬剤であるが，いずれの薬剤も虫卵に対する効果はない．疥癬は5日程度で卵から孵りその後10日ほどで成熟する[10]ため，通常はイベルメクチン内服やフェノトリンローション外用を1週間隔で2回行う．

角化型疥癬はもとより，通常疥癬であっても患者との不用意な接触は可能な限り避けるべきである．手洗いなど基本的な感染対策を行って，医療

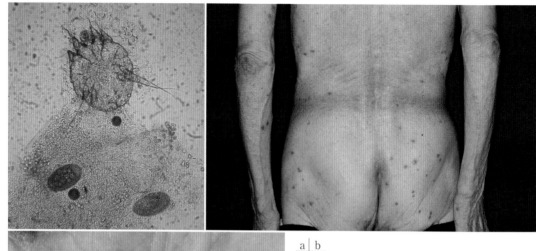

図 9.
a：疥癬の虫体と虫卵
b：腰部〜殿部に点在する痒みの強い丘疹
c：手掌に多発する疥癬トンネル

従事者が感染を媒介しないよう細心の注意を払わなくてはならない.

最後に

痒みを伴う皮膚疾患と一括りにしてみたものの,その成因によって治療法は180°変化する.大切なことは,痒いという訴えに対して「なぜ?」「どうして?」「どうしたらいいだろうか」と考えることである.

文　献

1) 日本皮膚科学会：皮膚掻痒症診療ガイドライン2020. 2020.
2) 高森建二：難治性かゆみの発現メカニズム：乾燥,透析,アトピー性皮膚炎に伴うかゆみについて,日皮会誌,**118**：1931-1939, 2008.
   Summary 抗ヒスタミン薬が効きにくい痒みがなぜ起きるかをわかりやすく解説している.
3) 高森建二：ドライスキンによるかゆみのメカニズム,臨床皮膚科,**54**：52-56, 2000.
4) 清水　宏：あたらしい皮膚科学　第3版,中山書店,2018.
5) 日本皮膚科学会：接触皮膚炎診療ガイドライン2020. 2020.
6) Black JM, et al：MASD Part 2：Incontinence-associated dermatitis and intertriginous dermatitis. J WOCN, **38**(4)：359-370, 2011.
7) 仲　弥ほか：足白癬・爪白癬の実態と潜在罹患率の大規模疫学調査(Foot Check 2007),日臨皮誌,**27**：27-36, 2009.
8) Takahashi H, et al：Preventive effects of topical washing with miconazole nitrate-containing soap to diaper candidiasis in hospitalized elderly patients：a prospective, double-blind, placebo-controlled study. J Dermatol, **44**：760-766, 2017.
   Summary 抗真菌成分を含む石鹸の外陰部カンジダ症の予防効果を二重盲検で確認した.
9) 日本皮膚科学会：疥癬診療ガイドライン(第3版). 2015.
10) 林　正幸：皮膚疾患と生活指導. 皮膚病診療,**20**：469-475, 1998.

MB Med Reha **No.271** : **21-27**, 2022

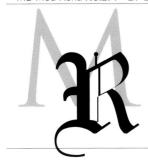

特集／リハビリテーション現場で知っておきたい高齢者の皮膚トラブル対応の知識

スキン-テア

貝谷敏子*

Abstract スキン-テアは，日常の医療や療養環境で生じるわずかな摩擦やずれによって，皮膚が裂けて生じる真皮深層までの損傷である．スキン-テアの発生は，加齢や治療薬剤などの影響による皮膚脆弱性と皮膚乾燥や浮腫などの組織耐久性の低下による皮膚状態に左右されることが明らかとなっている．そのため，高齢者のリハビリテーションを行う際には，安全に機能訓練を受けられるように，スキン-テアの発生要因を把握したうえでの環境整備が重要である．特に皮膚の状態を観察し，スキン-テアの既往の有無を確かめて事前にリスクを把握することが大切である．スキン-テアのリスクが大きいと判断した場合は，医療者の手による摩擦・ずれが生じないように機能訓練の際の患者の四肢の支え方などを配慮する必要がある．スキン-テアが発生した場合は，STAR スキン-ケア分類システムを用いて創を評価し，皮弁を適切に処置することで，比較的早期に治癒させることが可能である．

Key words スキン-テア(skin tear)，高齢者看護(geriatric nursing)，創傷(wounds)

スキン-テアの定義

スキン-テアは，日本創傷・オストミー・失禁管理学会により紹介された概念であり，「摩擦・ずれによって皮膚が裂けて生じる真皮深層までの損傷（部分層損傷）」と定義されている[1]．**図 1** にスキン-テアが発生した皮膚を提示する．**図 1** の症例は，移動援助のために看護師が患者の上肢を掴んだ際に，皮膚が裂けて発生したスキン-テアである．この症例のように，スキン-テアは日常の医療や療養環境で生じるわずかな摩擦やずれで発生している．医療者は，このような皮膚の状態を患者側の皮膚の特性として捉えるのではなく，予防可能な創傷であると認識することが重要である．

ここでは，リハビリテーション現場で役立つスキン-テアの情報について特記する．

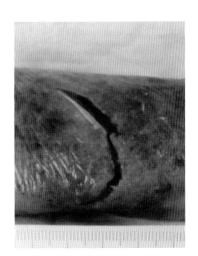

図 1. 上肢のスキン-テア
看護師が上肢を掴んだ際に発生した亀裂
（写真提供：内藤亜由美：東京医療保健大学）

---

* Toshiko KAITANI，〒 060-0011 北海道札幌市中央区北 11 条西 13 丁目 札幌市立大学看護学部老年看護学領域，教授

スキン-テアとは

海外では1993年にPayneとMartinらによってスキン-テアが紹介され，創分類システムが作成されている[2]．PayneとMartinは真皮深層までの部分層損傷だけでなく，皮下組織までの全層損傷を含めてスキン-テアとして分類している．

2015年，日本創傷・オストミー・失禁管理学会が，「スキン-テア（皮膚裂傷）の予防と管理」に関するベストプラクティスを発行し本邦にスキン-テアを紹介した[1]．スキン-テアは日本語で皮膚裂傷と呼ばれている．裂傷は皮膚が裂けてできた傷のことを意味する．ただし，「裂傷」は真皮だけでなく皮下組織を超えて筋・骨・腱に達する創傷も含むため，真皮深層までの損傷であるスキン-テアとは異なった呼称であることを理解する必要がある．

1．疫学的データ

オーストラリアの調査では，2007～09年のスキン-テア有病率は8～11%との報告がある[3]．本邦の有病率は0.77%の報告があり，特に療養病床を持つ病院での発生率が高いことが報告されている[4]．Sanadaらは，長期療養施設での3か月間のスキン-テアの発生率は3.8%であったことを報告している[5]．数値だけを比較すると本邦の有病率は海外と比較して低い．2019年に筆者が実施した特別養護老人ホーム239施設での調査では，褥瘡発生者が年間平均5.4人であるのに対して，スキン-テアの発生は年間11.2人であった[6]．ただしスキン-テアの発生は施設間で差が大きく（0～180人），スキン-テアの判定が正しくできていない可能性が示唆された．2018年に診療報酬の改定があり，褥瘡の危険因子評価の中に「スキン-テアの保有と既往」の評価項目が追加されている．つまり，医療施設では患者入院時に，スキン-テアの有無についてのアセスメントを行うことが入院基本料の中に組み込まれているため，現在はすべての病院でスキン-テア評価が行われていることになる．一方，介護報酬では2018年に褥瘡マネジメ

ント加算が導入されているが，2019年の調査時にこの加算を導入していた施設は28.9%のみであった．およそ7割の施設では，スキン-テアの十分な認知がされていないことが予測され，本邦の有病率は報告されている値よりも高いことが予測される．

2．発生要因

1）スキン-テアの発生要因

本邦の11病院を対象としたスキン-テア調査の結果で，年齢が「75歳以上」の場合はそれ以下の年齢と比較するとスキン-テアの発生は3.4倍であることが報告されている[7]．同様に海外の調査においてもスキン-テア発生の要因の1つに加齢が挙げられている[8]．表1, 2[1]にスキン-テア発生要因を提示する[1]．

スキン-テアの発生は，皮膚脆弱性に影響する加齢や治療薬剤，皮膚乾燥や浮腫などの組織耐久性の低下を表わす皮膚状態に左右されることが明らかとなっている．患者の組織耐久性が低下している状態に加えて，転倒や移動の際に生じる外部からの剪断力や摩擦力が加わりスキン-テアが発生している．すなわちスキン-テアの発生は，皮膚脆弱性である「組織耐久性の低下」と「外力」が関連している．

2）高齢者皮膚の特徴

表3に高齢者の皮膚変化の特徴を提示する[9][10]．高齢者は加齢に伴う表皮や真皮，皮下組織の変化によって皮膚の脆弱性が増し，より摩擦やせん断などの外力の影響を受けやすい．表1のスキン-テアの発生要因として挙げられている紫斑は加齢に伴う真皮・皮下組織の血管壁の変化の1つである．

3）リハビリテーション現場で特に注意すべき発生要因

リハビリテーションは，高齢者がQOLを維持しながら自分らしく生活することを支援するうえで重要な役割を担っている．そのため，高齢者が安全に機能訓練を受けられるように，表1, 2の発生要因を把握したうえでの環境整備が必要となる．特に皮膚の状態を観察し，スキン-テアの既往

表 1.
スキン-テアの発生要因(組織耐久性
の低下にかかわる要因)

全身要因	加齢(75歳以上)
	治療(長期ステロイド薬の使用, 抗凝固薬使用)
	低活動性
	過度な日光曝露歴(屋外作業・レジャー歴)
	抗がん剤・分子標的薬治療歴
	放射線治療歴
	透析治療歴
	低栄養状態(脱水含む)
	認知機能低下
皮膚状態	乾燥・鱗屑
	紫斑
	浮腫
	水疱
	ティッシュペーパー様(皮膚が白くカサカサして薄い状態)

(文献1 P. 19「表1 個体要因のリスクアセスメント表」より一部改変)

表 2. スキン-テアの発生要因(外力の発生にかかわる要因)

患者行動 患者本人の行動によって摩擦・ずれが生じる場合	管理状況 ケアによって摩擦・ずれが生じる場合
痙攣・不随意運動 不穏行動 物にぶつかる(ベッド柵, 車椅子など)	体位変換・移動介助(車椅子, ストレッチャーなど)

(文献1 P. 19「表2 外力発生要因のリスクアセスメント表」より一部改変)

表 3. 高齢者の皮膚変化の特徴

皮膚組織	特　徴
表皮	● 表皮は基底層, 有棘層, 顆粒層, 角質層の4層からなる0.2 mmの厚さである ● 表皮のターンオーバーは約45日であるが, 加齢によりターンオーバーは遅延する ● 表皮は加齢に伴い徐々に薄くなり, 特に70歳以降は表皮と真皮の間の境界面が平らになる. これにより, せん断に対する抵抗が減少する. ● 表皮が薄くなると, 摩擦やせん断などの機械的な力の影響を受けやすくなる.
真皮	● 真皮の細胞成分である線維芽細胞は, 細胞外マトリックス成分(膠原線維, 弾性線維, 基質)を産生し, 長い突起で結合してネットワークを形成する[9]. ● 膠原線維は真皮の主要成分で主にⅠ型およびⅢ型コラーゲンからなり, 支持組織を担う. ● 弾性線維は膠原線維間に散在し皮膚の弾性に寄与する. ● 加齢によりコラーゲンとエラスチンが減少すると, 摩擦力とせん断力の影響を受けやすくなる. ● 加齢変化により真皮層の厚さは約20%減少し, 真皮が薄くなると神経終末とコラーゲンの減少と同様に血液供給も低下する.
皮下組織	● 皮下組織は真皮の下にあり, 脂肪組織と結合組織でできている. ● 皮膚の弾力性と強度の減少で, 保護機能が低下する. ● 加齢により毛細血管はより壊れやすくなり, 斑状出血(あざ)や老人性紫斑などの病変につながる可能性がある.

(文献9, 10参照)

の有無を確かめて事前にリスクを把握することが大切である(図2). 仮にスキン-テアのリスクが大きいと判断した場合は, 医療者の手による摩擦・ずれが生じないように機能訓練の際の患者の四肢の支え方などを配慮する必要がある. 詳細は後述の「4. 予防方法」で述べる.

　図3は, 移動する際に車椅子に下肢をぶつけてしまいスキン-テアが発生した症例である. この

ような発生を避けるためには, 患者の身体状態を把握して, 安全な方法で移乗できるように理学療法士と連携していくことが必要である.

　3. 重症度分類

　スキン-テア分類システム(Skin Tear Audit Research : STAR)は, 2010年オーストラリアで開発された. 図4にSTAR分類システムの日本語版を提示する[1].

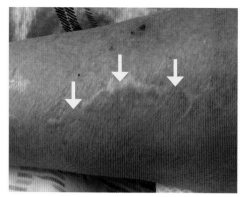

図 2. スキン-テア既往（白い線状の瘢痕）
（文献 1 P.18「図 2」より許可を得て転載）

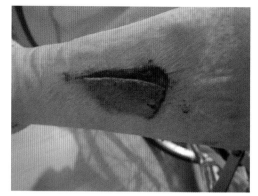

図 3. 下肢のスキン-テア
車椅子移乗の際にフレームに接触し損傷.
皮膚は裂けて三角形の皮弁となっている.
（写真提供：内藤亜由美：東京医療保健大学）

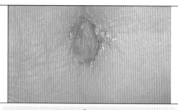

カテゴリー 1a
創縁を（過度に伸展させることなく）正常な解剖学的位置に戻すことができ、皮膚または皮弁の色が蒼白でない、薄黒くない、または黒ずんでいないスキンテア。

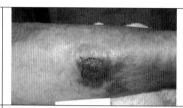

カテゴリー 1b
創縁を（過度に伸展させることなく）正常な解剖学的位置に戻すことができ、皮膚または皮弁の色が蒼白、薄黒い、または黒ずんでいるスキンテア。

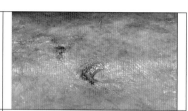

カテゴリー 2a
創縁を正常な解剖学的位置に戻すことができず、皮膚または皮弁の色が蒼白でない、薄黒くない、または黒ずんでいないスキンテア。

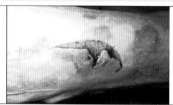

カテゴリー 2b
創縁を正常な解剖学的位置に戻すことができず、皮膚または皮弁の色が蒼白、薄黒い、または黒ずんでいるスキンテア。

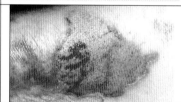

カテゴリー 3
皮弁が完全に欠損しているスキンテア。

図 4. STAR 分類システム
（文献 1 P.7「STAR 分類システム」より引用）

　この分類では，スキン-テアを「皮弁の状態」と「皮膚と皮弁の色」で 5 つに分類している．スキン-テアを発見した場合には，以下の手順で評価する．

(1) 皮弁の有無の観察
　　→皮弁がない（皮膚が欠損している）場合は［カテゴリー 3］
(2) 皮弁がある場合は，その皮弁を元の正常な解剖学的位置に戻すことができるか否かを確認する．図 5 に皮弁の戻し方を提示する．
　　→皮弁を戻すことができる場合は［カテゴリー 1］
　　→皮弁を戻すことができない場合は［カテゴリー 2］
(3) 皮膚または皮弁の色を確認する．

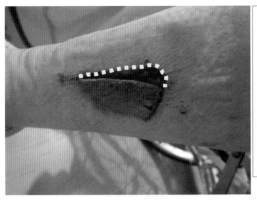

図3の症例の場合で考えてみよう！
1．皮弁がある　○
2．皮弁を戻すことができる　×
　考えのポイント
● 皮弁の端が点線部分まで伸びて完全に傷を覆える場合
　は「皮弁を戻すことができる」
● この症例の場合は点線部分まで皮膚が伸びずに傷を覆
　うことができないので「皮弁を戻すことができない」と
　判断
3．皮弁の色が黒ずんでいる　○
　　カテゴリー2b

図5. 皮弁のアセスメント方法
図3と同じ症例

図 6.
伸びの良い保湿剤（例）

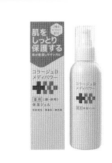

コラージュD
メディパワー保湿ジェル
持田ヘルスケア（株）

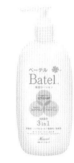

ベーテル保湿ローション
越屋メディカルケア（株）

→皮膚または皮弁の色が蒼白，薄黒い，黒ず
んでいる場合は［カテゴリー1b］，［カテゴ
リー2b］

→上記色に該当しない場合は，［カテゴリー
1a］，［カテゴリー2a］

4．予防方法（アセスメント・部位別の予防）

1）皮膚アセスメント方法

Minematsuらは，前腕部に限定したスキン-テ
アのリスクアセスメントツールを開発してい
る[11]．研究の結果，スキン-テア発生のリスク要因
として，① 老人性紫斑，② 拘縮，③ スキン-テア
の既往を示す白い線状あるいは星状の瘢痕，④ 皮
膚の乾燥の4つをアセスメントすることを推奨し
ている．各項目に6～5点のスコアをつけて採点し
た結果，このリスクアセスメントツールのカット
オフ値は12点であったことが報告されている．こ
の結果より，前腕部のスキン-テアの予防には，前
述の①～④の状態を確認することが推奨されて
いる．

2）組織耐久性の維持・向上

基本的なスキンケアとして皮膚の清潔と保湿を
中心としたケアを行う．洗浄は弱酸性の洗浄剤を
用いるが，乾燥が強い場合は毎日洗浄剤を使用す
ることは避ける．また，保湿剤入りの洗浄剤を選
択するのも1つである．洗浄する際には，泡を用
いて優しく洗浄する．皮膚を清潔にした後は，保
湿剤を用いたケアを行う．保湿剤を選択する場合
は，塗布の際に皮膚への負担が少ない伸びの良い
ローションタイプを選択するのが良い（図6）．

3）外力からの保護

ベッド柵や車椅子にぶつかった際の衝撃を和ら
げるために，必要と判断した場合にはベッド柵カ
バーや車椅子のフットレストカバーを装着し安全
に配慮する．また，患者の手足にアームカバーや
レッグカバーなどを装着して保護する方法もある．
体位変換や移動介助の際には，摩擦を加えない

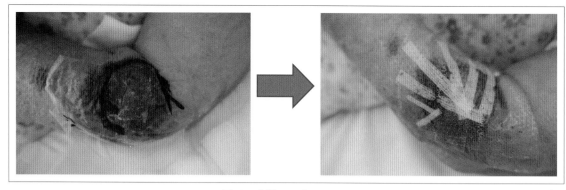

図 7. 上肢のスキン-テア　　　　　　　　　　　　a | b
　　a：皮弁下に血腫が残存したままフイルム材が貼付されていた.
　　　　慎重にフイルム材を剝がし, 生理食塩水で血腫を除去
　　b：皮弁を元の位置へ戻して, ステリストリップで固定する.
　　　　写真はステリテープの上にソフトシリコンを貼付した.
　　　　　　　　　　　　　（写真提供：内藤亜由美：東京医療保健大学）

ように 2 人以上で引きずらないように介助する.
そして, 四肢は掴まないように, 下から手で支え
て保持するなど愛護的なかかわりが大切になる.

5. 創傷管理

　スキン-テアが発生した場合は, STAR スキン-
テア分類システムを用いて創の評価を行う. 出血
のコントロールができない場合や, 脂肪あるいは
筋層に至る「離開創」に該当する創傷の場合には,
医師に報告する. 創傷の管理は以下の手順で進め
るが, 処置の際には医師や皮膚排泄ケア認定看護
師に相談して実施する.

1）止血・洗浄

　出血している場合は必要に応じて軽く圧迫す
る, 愛護的な洗浄を行う. この際に, 皮弁下に血
腫が付着している場合は優しく除去する. 血腫が
付いたままであると皮弁の生着が悪くなることが
ある. 図7-a に血腫を伴うスキン-テアを提示す
る.

2）皮弁を元の位置へ戻す

　皮弁がある場合は, 皮弁に生理食塩水で湿らせ
たガーゼを当てて皮弁をやわらかくして, 無鉤鑷
子を用いて皮弁を元の解剖学的な位置へ戻す. 皮
弁が元の位置まで戻らない場合は, 再び生理食塩
水で湿らせたガーゼを 5 分程当てて再度試みる.

3）皮膚接合用テープで固定

　戻した皮弁と周囲皮膚を皮膚接合用テープで固
定する（図7-b）. 周囲皮膚の状況に応じて 2 次損

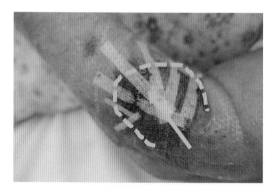

図 8. 上肢のスキン-テアの皮弁
黄色の点線が皮弁の境界. ドレッシング材や
ステリテープを交換する際には皮弁の生着を
妨げないように矢印の方向へ剝がすようにす
る.

傷を起こすと考えられる場合には医療用テープの
使用を避け, 包帯や筒状包帯などで固定する. あ
るいは, 剝離刺激の少ないシリコン系のドレッシ
ング材で被覆する. ドレッシング材の浸出液の状
態で交換回数を決定するが, 剝離刺激による 2 次
損傷を避けるために, 必要に応じて被膜剤や剝離
剤を用いてケアする. 特に皮弁の生着を妨げない
ように, 剝離する際には剝がす方向を確認する.
図8 に剝離の方向を提示する.

文　献

1）日本創傷・オストミー・失禁管理学会：ベストプ
　ラクティス　スキン-テア（皮膚裂傷）の予防と管

理，照林社，2015.
　Summary　スキン-テアの予防と管理の方法の標準化を目指しケアの指針をまとめている.

2）Payne RL, Martin ML：Defining and classifying skin tears： need for a common language. *Ostomy Wound Management*, **39**(5)：16, 1993.
3）WoundsWest Wound Prevalence Survey 2009 State-wide Report. Ambulatory Care Services. Department of Health 2009： Perth Western Australia,〔https://www.researchgate.net/publi cation/284078661_WoundsWest_Wound_Prevale nce_Survey_2009_Statewide_Report_Ambulatory_ Care_Services_Department_of_Health_2009_Perth_ Western_Australia〕（アクセス2021.09.20.）
4）紺家千津子ほか，日創傷オストミー失禁管理学会学術教育委員会：ET/WOCN の所属施設におけるスキン-テアの実態調査. 日創傷オストミー失禁管理会誌，**19**(3)：351-363，2015.
5）Sanada H, et al：Incidence of skin tears in the extremities among elderly patients at a long-term medical facility in Japan： A prospective cohort study. *Geriatr Gerontol Int* **15**(8)：1058-1063, 2015.
6）貝谷敏子，石澤美保子：介護老人福祉施設における褥瘡管理の実態. 日創傷オストミー失禁管理会誌，**24**(2)，206，2020.
7）紺家千津子ほか，日本創傷・オストミー・失禁管理学会学術教育委員会：(2015). 11 施設におけるスキン-テアの実態調査. 日創傷オストミー失禁管理会誌，**19**(1)：50-60，2015.
8）Benbow M：Assessment, prevention and management of skin tears. *Nursing Older People*, **29**(4), 31-39, 2017.
9）瀧川雅浩ほか(編)：標準皮膚科学　第8版，西川武二(監修)，医学書院，2007.
10）Skin Tears. Wounds International, **2**(4) ： 1-6, 2011.〔https://www.woundsinternational.com/up loads/resources/f4bcdbfac0ac39b4610be85fe0ce38 c6.pdf〕（アクセス2021.09.20.）
11）Minematsu T, et al：Risk scoring tool for forearm skin tears in Japanese older adults： A prospective cohort study. *J Tissue Viability*, **30**(2)：155-160, 2021.

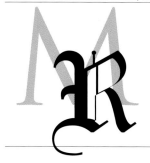

特集／リハビリテーション現場で知っておきたい高齢者皮膚トラブル対応の知識

◆コラム

スキン-テアの治癒期間・痛みとQOLに関する情報

宮田照美[*1]　貝谷敏子[*2]

1．スキン-テアのアウトカムについて先行研究では何がわかっているか？

スキン-テアは，治癒に時間を要しQOLが低下すると言われている．スキン-テアのアウトカムについて調査した先行研究では（Kennedy P & Kerse, 2011），スキン-テア保有患者の治癒期間は平均37±26日であったことが報告されている．また，同調査では傷のサイズが大きいことと感染の有無が治癒期間の延長に関連していたことが報告されている．

2．アウトカム調査の紹介

国内においてスキン-テア発生後のアウトカムについての調査はなく，その実態は不明であった．そのため，筆者らはスキン-テアのアウトカムの実態について調査した．

(1) 研究デザイン：多施設共同による縦断調査
(2) 調査期間：2019年8月1日～20年3月31日
(3) 対象者：皮膚・排泄ケア認定看護師が在籍する25施設に入院するスキン-テアを保有する患者96名（平均年齢は81.3歳）.
(4) 調査の内容：治癒期間，疼痛，QOL

3．調査結果・考察

スキン-テアの治癒期間は12.0日で，Kennedyらの報告と比較すると短い期間で治癒していた．Kennedyらが治癒遅延につながると報告していた感染創が今回の症例では発生していなかったことが一因であると考える．

痛みはNumerical Rating Scale（NRS）で評価し

表 1. スキン-テアのアウトカム

	n	平　均	SD
治癒期間（日）	63	12.0	6.2
疼痛（NRS）	68	1.9	2.1
QOL（効用値）	89	0.42	0.23

た．その結果，痛みの平均は1.9であった．創の痛みは予測に反して弱い結果であったが，高齢者は痛みの強さや性状などの感覚的表現がうまくできないことを考えると，疼痛が正確に表現できていなかったことが予測される．

QOLはEuro-Qol-5Dimension-5Level（EQ-5D-5L）日本語版を用いて調査した．EQ-5D-5Lは5項目の健康状態を5段階尺度で回答し効用値を算出する．効用値は，死亡を0，健康を1として，0～1で健康状態を示す．本調査の結果，効用値の平均は0.42であった．この結果は，先行研究で報告されている褥瘡保有患者とほぼ同等の効用値であった．結果を**表1**に提示する．

スキン-テアは適切な治療を行うことによって短期間で治癒することが調査で明らかになった．スキン-テアの痛みに関しては，今後評価方法を検討する必要があると思われる．しかし，痛みの訴えがなくても表出できないだけかもしれないことを念頭に置いて安楽なケアに心がける必要がある．スキン-テアの発生患者はQOLが低いことからも，予防的なケアが重要である．

[*1] Terumi MIYATA，札幌厚生病院看護部，皮膚排泄ケア認定看護師
[*2] Toshiko KAITANI，札幌市立大学看護学部老年看護学領域，教授

MB Med Reha **No.271**：**29-33**, 2022

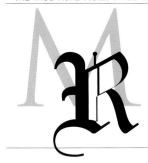

特集／リハビリテーション現場で知っておきたい高齢者の皮膚トラブル対応の知識

IADとは
―IADの予防と管理方法―

大桑麻由美*

Abstract　高齢者の身体的特徴として，排泄機能の障害があり，失禁（尿，便あるいは両方）症状を有する高齢者は少なくない．失禁により生じる皮膚症状にIAD（Incontinence-Associated Dermatitis：アイエーディー）・失禁関連皮膚炎があり，高齢者，失禁患者の増加により健康問題として着目されている．
　本稿では，IADの病態・重症度を評価するツールIAD-setとそれに基づくケアアルゴリズムの概略を説明する．

Key words　incontinence-associated dermatitis；IAD，尿失禁（urine incontinence），便失禁（fecal incontinence），ケアアルゴリズム（care algorithm）

はじめに

IAD（incontinence-associated dermatitis）は尿または便（あるいは両方）が皮膚に接触することにより生じる皮膚炎である．この場合の皮膚炎とは，局所皮膚に炎症が存在することを示す広義の概念であり，その中に，いわゆる狭義の湿疹・皮膚炎群（おむつ皮膚炎）や，物理化学的皮膚障害，皮膚表在性真菌症を包括する[1]．本邦ではIAD（アイエーディー）と呼称する．

IADの症状とメカニズム

症状には紅斑，びらん，潰瘍があり，通常疼痛を伴う．発生部位は，排泄物が付着し得る部分範囲のなかで，皮膚のたるみやしわがあるところに生じやすく，会陰部，肛門周囲，殿裂，殿部，鼠径部，下腹部，恥骨部が好発部位である．

発生メカニズムは以下のとおりである．皮膚に排泄物が付着すると，排泄物の水分によって皮膚が浸軟する．浸軟した皮膚は皮膚バリア機能の破綻を招き，皮膚への摩擦やずれによって皮膚損傷を招く[2]．さらに，アルカリ化した排泄物により皮膚pHが上昇し，感染リスクが上昇する[3]ことや，排泄物中の刺激物質が皮膚内に浸透し，炎症が生じることによりIADが発生する[4]．一方で「おむつ皮膚炎」という，おむつに接触する部位に生じる紅斑，丘疹，びらんなどの皮膚症状とされている接触皮膚炎がある．IADは真皮からの組織損傷が起こっている[4]ことが示唆されていることから，おむつ皮膚炎とは異なる病態であることを理解する．

鑑別を要する病態として，褥瘡やスキン−テアがある．特に褥瘡は，仙骨部や尾骨部といった，おむつ内・殿部周囲に発生し，消退しない発赤・びらん・潰瘍という皮疹が観察されることから，IADと褥瘡は間違えやすい．IADは「排泄物と皮膚が接触する」ことが大前提で，褥瘡とは異なり，自重がかかる骨突出部位が好発部位ではないことに留意する．また，IADは一時刺激性接触皮膚炎，アレルギー性接触皮膚炎，皮膚表在性真菌感

* Mayumi OOKUWA，〒920-0942　石川県金沢市小立野5-11-80　金沢大学医薬保健研究域保健学系看護科学領域臨床実践看護学講座，教授

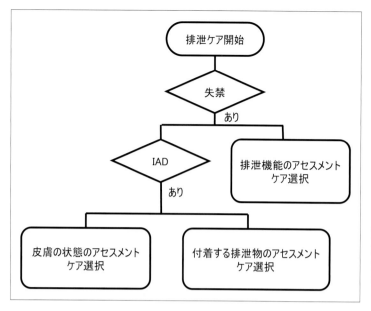

図 1.
IAD-set ケアアルゴリズム
選択肢分岐「あり」「なし」の「あり」のみ
を残して概略を示す.

染症などが包括された概念であると捉えることに注意する.

IAD の予防と管理

IAD の予防，管理の基本は「皮膚に付着した排泄物（尿・便）を除去し，皮膚を清潔にし，皮膚生理機能を維持または正常化する」ことである．日本創傷・オストミー・失禁管理学会では，IAD ベストプラクティスを発刊し，IAD-set ケアアルゴリズム[5]を考案した．これに基づき，概略を述べる（図1）.

1．排泄機能のアセスメント・ケア選択

IAD の予防，管理を進める起点からまず始めることは「失禁」の有無である．失禁の有病率は，日本の65歳以上の高齢者（介護老人保健施設入所者，平均年齢85.2歳）において，尿失禁は66.9%，便失禁は42.8%，尿・便失禁は41.1%という報告[6]があり，高齢者の生活の質を脅かす要因の1つである．IAD は失禁によって排泄物が皮膚に付着する状況があることが前提ではあるが，排泄行為のアセスメントから始める必要がある．具体的には排泄行為には，①尿意・便意がある，②トイレに移動する（尿器・便器に辿り着く），③衣服を脱ぐ，④排泄の姿勢を取る，⑤排泄物を出す，⑥皮膚に付着した排泄物を拭き取る，⑦衣服を身に着ける，⑧排泄物を始末する，⑨手を洗う，⑩

居室に戻る，という行動が含まれる．高齢者になると，身体能力の衰え（運動機能の低下）や疾病・薬剤の影響，精神面の影響が現れ，これらの行動に問題が生じることがある．すなわち排泄機能・排泄自立のアセスメントにより，「失禁を改善できる可能性」について必ず検討する必要がある．本誌「高齢者の IAD 対応：排泄の自立支援（小柳礼恵先生）」pp.59〜62 のご参照をお願いしたい.

2．IAD のアセスメント

IAD のアセスメントは，「IAD のリスクとなる要因（全身要因と殿部・会陰部環境）のアセスメントと IAD-set の採点」を行う．IAD-set の「set」は，S：skin，E：excrement，T：tool の頭文字から取ったものである．IAD の全身要因と殿部・会陰部環境は表1，2に示す．これらの状況を有する場合は，IAD を発症する可能性があり，IAD が発生した場合は重症となる可能性があるとする.

IAD-set（図2）[1]は，日本創傷・オストミー・失禁管理学会が作成した IAD を評価するツールである．このツールの信頼性は確認されており，皮膚・排泄ケア認定看護師248名，看護師40名，ほか11名を含む307名の回答一致率は項目平均70%以上とされている．このツールは，「皮膚の症状：なし・紅斑・びらん・潰瘍/カンジダ症の疑いの有無」と「付着する排泄物：付着なし・尿・便」を評点化し，合計点が大きいほど重症と判断するも

表 1. IAD の要因

全身要因・皮膚の脆弱化	殿部・会陰部環境
低栄養状態	排泄物による浸軟
血糖コントロール不良な糖尿病	皮膚のたるみ
放射線療法中あるいは治療歴(骨盤内腔照射に限る)	関節拘縮などによる股関節の開排制限
免疫抑制剤使用中	膀胱直腸瘻・直腸腟瘻
抗がん剤使用中	尿・便以外の刺激物の接触(帯下,下血など)
ステロイド剤使用中	頭側挙上,座位などの長時間同一体位による圧迫ずれ(排泄物の密着状態)
抗菌薬使用中	介護力の不足
ドライスキン	患者の拒否による排泄ケアの実施困難
浮腫	過度な洗浄・拭き取り

(文献 7 より一部改変)

のである.排泄物の評価では,特に「便の性状」の判断を統一するため,ブリストル便性状スケールに基づき評価することとしている.ブリストルスケールでは便性状を1~7に分類しており,ブリストルスケール 1~4 は「有形便」,5 と 6 は「軟便」,7 は「水様便」とする.

表 2. IAD のスキンケア

付着する排泄物 (IAD-set 点数)	管理方法			
	洗浄	保湿	保護 (撥水)	収集
正常な尿 (1点)	●	●		●
尿感染の疑い(2点)	●	●	●	●
有形便 (1点)	●	●		●
軟便 (2点)	●	●	●	●
水様便 (3点)	●	●	●	●

排泄物の各点数は IAD-set による評価

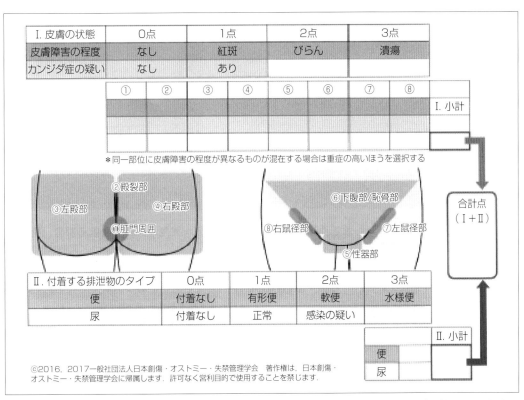

図 2. IAD-set

(文献 1 より引用)

3．付着する排泄物のケア

IAD の予防，管理の基本は「皮膚に付着した排泄物を除去し，皮膚を清潔にし，皮膚生理機能を維持または正常化する」ことであることは，先にも述べており，付着する排泄物によって，スキンケアを選択する．スキンケアとは「清拭・洗浄」，「保湿*」，「保護」，「（排泄物の）収集」であり，排泄物が付着する範囲の皮膚の皮膚バリア機能を維持・補完することと，失禁により排出される排泄物を収集するおむつ・パッドの選択がある．特に問題となる排泄物のタイプは，尿では「感染の疑い」がある尿の排泄，便では「水様便」の排泄であり，いずれも，専門医や皮膚・排泄ケア認定看護師による介入が必要な状況である．

近年おむつ・パッドの性能は向上しており，その特徴を理解して適切なおむつ・パッドを選択することで，殿部皮膚の湿潤状態を調整できる可能性が示され[7]，今後の開発が期待される．ほかにも，強度な下痢や感染性下痢の場合は「持続的難治性下痢便ドレナージ」システムを使用する方法があり，これが第一選択となる場合もある．

4．皮膚の状態（紅斑・びらん・潰瘍）のケア

皮膚の局所にIADを認める場合は，それぞれ適した創傷ケアを選択する．IADは当然ながら排泄物で汚染される部位に生じるため，排泄物が長く皮膚・創傷部にさらされる時間が長くなると，治癒は望めない．創傷被覆材を用いることもあるが，創傷被覆材の固定が難しいという問題もあり，皮膚・排泄ケア認定看護師などの専門家にコンサルテーションを行う必要がある．

---

*保湿：保湿剤の種類にはエモリエント成分とヒューメクタント成分があり，ここではエモリエント成分が主である保湿剤を選択する．エモリエント成分は，細胞間脂質を補強し，皮膚からの水分の蒸散を穏やかにする作用があり，ヒューメクタント成分は皮膚に水分を与える作用がある．そのため浸軟した皮膚においてはヒューメクタント成分が多い保湿剤の使用はしない．

おわりに

IAD は，皮膚に排泄物が接触する時間をいかに最小限にできるかによって予防や重症化の回避・早期解決に向かうことが可能である．個人の排泄機能のアセスメントと排泄にかかわる環境整備が重要である．そして，排泄に関することは，対象者の自尊心にかかわることもあるので十分に配慮して対応する必要がある．

リハビリテーションを必要とする対象者が，リハビリテーションを行う前に，「排泄行為」を済ませておくよう，準備状況を整えることは当然行われることである．排泄機能のアセスメントの結果，排泄方法としておむつを使用する対象者においては，IAD の予防という観点でもおむつ内に排泄物がない状況でリハビリテーションを行う．浸軟した皮膚はバリア機能が不全となり，加齢によりその現象は加速する[8]．摩擦やずれが殿部に加わることにより高齢者の殿部皮膚は IAD を発症しやすくなり[9]，特に IAD を発症している場合には，疼痛が増強し，重症化を招くことも懸念される．高齢者のリハビリテーションプログラムの実施において，殿部周囲の創傷の有無，失禁の有無などの情報を入手しアセスメントをしたうえで，細心の注意をはかることが望まれる．

文　献

1) 日本創傷・オストミー・失禁管理学会（編）：IADベストプラクティス，p.6，照林社，2019.
2) 峰松健夫ほか：浸軟皮膚における組織構造とバリア機能の変化．日創傷オストミー失禁管理会誌，**15**(4)：278-281，2012.
3) Koudounas S, et al：Does the presence of bacterial urinary infection contribute to the development of incontinence-associated dermatitis? A scoping review. *J Tissue Viability*, **30**：256-261, 2021.
4) Mugita Y, et al：Histopathology of incontinence-associated skin lesions：Inner tissue damage due to invasion of proteolytic enzymes and bacteria

in macerated rat skin. *PLoS One*, **10**(9)：e013 8117, 2015. doi：10.1371/journal.pone.0138117

5）日本創傷・オストミー・失禁管理学会（編）：IAD ベストプラクティス，p. 19，照林社，2019.

6）Suzuki M, et al：Nationwide survey of continence status among older adult residents living in long-term care facilities in Japan：The prevalence and associated risk factors of incontinence and effect of comprehensive care on continence status. *J Geriatrics Society*, **20**(2)：285-290, 2020.

7）Mugita Y, et al：Assessing absorbent products'effectiveness for the prevention and management of incontinence-associated dermatitis caused by urinary, faecal or double adult incontinence：A systematic review. *J Tissue Viability*, S0965-206X(21)00079-6, 2021. doi：10.1016/j.jtv.2021.07.002. Online ahead of print.

8）Minematsu T, et al：Aging enhances maceration-induced ultrastructural alteration of the epidermis and impairment of skin barrier function. *J Dermatol Sci*, **62**：160-168, 2011.

9）Beeckman D：A decade of research on Incontinence-Associated Dermatitis(IAD)：Evidence, knowledge gaps and next steps. *J Tissue Viability*, **26**：47-56, 2017.

MB Med Reha **No.271**：**34-39**, 2022

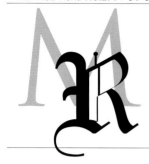

特集／リハビリテーション現場で知っておきたい高齢者の皮膚
トラブル対応の知識

自重関連褥瘡と MDRPU とは

石澤美保子[*1]　西林直子[*2]

　Abstract　褥瘡とは圧迫が原因の創傷であるが，寝返りが打てなくなったなどの患者に発生しやすい従来の褥瘡を「自重関連褥瘡」とし，同じ圧迫が原因の創傷ではあるが，医療機器等の圧迫による創傷を「医療関連機器圧迫創傷(medical device related pressure ulcer；MDRPU)と区別するようになっている．区別はしているが，MDRPU は褥瘡の範疇と定義されている．2016 年には日本褥瘡学会から MDRPU のベストプラクティスが刊行された．同じ褥瘡であっても両者には，発生要因や管理方法が異なる部分も多いことから，しっかりとした知識が必要である．MDRPU が自重関連褥瘡と最も異なる点は，機器装着(もしくは接触)による圧迫がなければ発生しないことから，いかに圧迫を回避するかが重要である．しかしながら，同じ医療関連機器を装着したとしても，すべての対象者に発生するものではないことから，多職種で予防に取り組み，リスクアセスメントしながら早期に発見することが必要となる．

　Key words　褥瘡(pressure injury)，自重関連褥瘡(self load related pressure ulcer)，医療関連機器圧迫創傷(medical device related pressure ulcer；MDRPU)

はじめに

　1988 年日本褥瘡学会が発足した当初は，寝たきり高齢者に多くみられる褥瘡が「褥瘡」と考えられ，そのための予防と管理の取り組みが活発に行われ，診療報酬とも結び付き，褥瘡医療は目覚ましい進歩がみられた．すなわち，圧迫の回避のための体圧分散寝具の使用のみならず，創傷管理とスキンケア，栄養管理，ずれ・摩擦を予防するための移乗やポジショニング技術など，看護師だけでなく医師，薬剤師，理学療法士，管理栄養士など多職種で協働し，その歩みは今日の日本におけるチーム医療の先駆けとも評されている．

　日本褥瘡学会が，発足以来精力的に実施してきた活動の 1 つとして，全国の医療施設を対象にした「実態調査」[1)~3)]があるのだが，調査結果から算定される褥瘡有病率の中に，寝たきり高齢者に多

い褥瘡，いわゆる従来の褥瘡と，医療機器(ギプス，点滴，酸素マスクなど)の圧迫による創傷が混在していることが明らかになった．2011 年のことだった．つまり，褥瘡は圧迫が原因の創傷という視点で，医療機器による圧迫で発生した創傷を「褥瘡」に含むかは，調査協力をする施設の個々人の判断に委ねられていたのである．そこで，日本褥瘡学会は，まず医療機器による圧迫で発生した創傷を褥瘡として取り扱うか否かから議論がなされ，扱うことを決定し，学術集会においてコンセンサスシンポジウムの開催，パブリックコメントの受け付けなど，慎重に議論を重ねることとなった．

　その結果，従来の褥瘡は「自重関連褥瘡」とし，医療機器で発生する褥瘡は，褥瘡の範疇であるが自重関連褥瘡と分けることとなった．さらに，抑制帯など看護支援用具も含めるため，医療関連機

[*1] Mihoko ISHIZAWA, 〒634-8521 奈良県橿原市四条町 840 番地　奈良県立医科大学医学部看護学科，教授
[*2] Naoko NISHIBAYASHI, 同大学附属病院看護部，主任

表 1. 医療関連機器の例（順不同）

• 深部静脈血栓症予防用弾性ストッキング	• 非侵襲的陽圧換気療法マスク
• ギブス・シーネ（点滴固定用含む）	• 経鼻経管法用チューブ（経鼻胃チューブ等）
• 経ろう管法用チューブ（胃ろう等）	• 間欠的空気圧迫装置
• 手術用体位固定用具（手台，支持板等）	• 血管留置カテーテル（動脈ライン，末梢静脈ライン）
• 尿道留置用カテーテル	• 経皮的動脈血酸素飽和度モニタ（SpO$_2$モニタ）
• 抑制帯	• 車椅子のアームレスト・フットレスト
• 酸素マスク	• 経鼻酸素カニューレ
• 気管切開カニューレ	• 気管内チューブ（経鼻または経口気管挿管専用チューブ，バイドブロック）
• 酸素マスク・気管切開チューブの固定用ひも	
• 上肢装具（指装具，把持装具，肩装具等）	• 気管切開カニューレ固定具
• 体幹装具（胸腰仙椎装具，頚椎装具等）	• 下肢装具（整形靴，短下肢装具，長下肢装具等）
• ベッド柵	• 介達牽引

器とし，それらの機器が原因で発生する褥瘡を「医療関連機器圧迫創傷（medical device related pressure ulcer；MDRPU）」と決定した．2013年には，MDRPUのみの実態調査が行われ全国の状況が明らかになった[4]．その後，2016年以降の実態調査においては，自重関連褥瘡とMDRPUは分けるようになっている[5]．また，MDRPUの実態が明らかになったことで，2016年にはMDRPUのベストプラクティスが刊行された[6]．同じ褥瘡であっても両者は，発生要因や管理方法が異なる部分も多いことから，しっかりとした知識を持つことが大切である．さらに，MDRPUは自重関連褥瘡に比べると，本邦において明確に定義されて10年程度であることから，診療科や施設によっては聞いたことはあるが詳しくは知らないという人もおられるかもしれない．本稿において，リハビリテーションにかかわる方々に理解が深まるようわかりやすく概説したいと考えている．

MDRPUの定義と発生概念，発生状況

1．MDRPUの定義

日本褥瘡学会が決定したMDRPUの定義は，「医療関連機器による圧迫で生じる皮膚ないし下床の組織損傷であり，厳密には従来の褥瘡すなわち自重関連褥瘡（self load related pressure ulcer）と区別されるが，ともに圧迫創傷であり広い意味では褥瘡の範疇に属する．なお，尿道，消化管，気道等の粘膜に発生する創傷は含めない．」[6]である．日本褥瘡学会が示す医療関連機器の例を表1にまとめた．23種類もの機器が挙げられている．

2．MDRPUの発生概念

MDRPUが自重関連褥瘡と最も異なる点は，機器装着（もしくは接触）による圧迫がなければ発生しないことで，いかに圧迫を回避するかが重要である．図1は，MDRPUが発生する要因を概念図として提示している．同じ医療関連機器を装着したとしても，すべての対象者に発生するものではなく，皮膚の菲薄化や循環不全，浮腫などの「個体要因」，外力低減ケアや皮膚観察を含んだスキンケア，患者教育などの「ケア要因」，そして医療関連機器のサイズや形状の不一致，機器に関する情報提供の不足などの「機器要因」がある．

3．発生状況について

2015年の実態調査報告におけるMDRPUの発生状況について述べる．調査対象となる施設区分は，大学病院から訪問看護ステーション（在宅）まで8施設区分にわたっているため，発生に関与した医療関連機器の発生頻度（順位）に違いはあるが，在宅以外はおおむね医療用弾性ストッキング（以下，弾性ストッキング），ギブス，シーネ（点滴固定用含む），NPPV（非侵襲的陽圧換気療法）が多くなっている．在宅では，経ろう管チューブ（胃ろうなど）や経鼻酸素カニューレ，ベッド柵などとなっている．

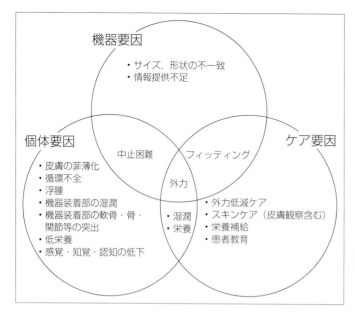

図 1.
MDRPU 発生概念図
（文献 6 より引用）

機器要因
・サイズ，形状の不一致
・情報提供不足

個体要因
・皮膚の菲薄化
・循環不全
・浮腫
・機器装着部の湿潤
・機器装着部の軟骨・骨・
　関節等の突出
・低栄養
・感覚・知覚・認知の低下

中止困難　　フィッティング

外力

・湿潤
・栄養

ケア要因
・外力低減ケア
・スキンケア（皮膚観察含む）
・栄養補給
・患者教育

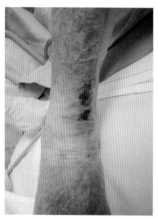

図 2. 弾性ストッキング好発部位の
　　　下腿前脛部周囲の MDRPU

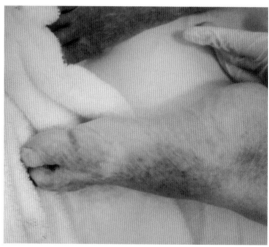

図 3. 弾性ストッキングのモニターホール部（先
　　　端開放部位）の MDRPU

アセスメント方法と予防

　今回は，発生頻度の上位にあり，リハビリテーション時に発見される可能性のある弾性ストッキングなどと，ギプス・シーネ（点滴固定用含む）関連の MDRPU を解説する．

1．弾性ストッキングなど

　弾性ストッキングは，深部静脈血栓症（deep vein thrombosis；DVT）予防のために装着するが，弾性ストッキングと骨部の間の圧迫で MDRPU が発生する．ストッキングの「伸ばして履く」という製品特性から，皮膚に張力がかかり

やすくなる．張力が同じの場合，ラプラスの法則によると，円周が小さく細い部分の圧迫圧が高くなる[7]．このため，まず皮下組織が少なく，すぐその下に骨のある下腿前脛部や足背部（図 2）に好発する．また，それ以外に弾性ストッキングの先端部は，モニターホールといわれる趾爪観察のために先が開放されているが，その部位のゴムによる発生もある（図 3）．時には，弾性ストッキングを使用せず，再利用可能な弾性包帯を用いる施設もあり，同様のことが起きる（図 4）．また，図 5のように浮腫が著明な場合，毛細血管内圧の上昇や血流の低下により皮膚組織機能を正常に維持し

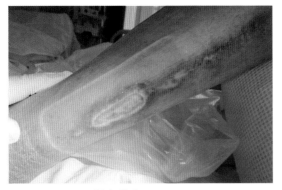

図 4. 弾性包帯使用による MDRPU

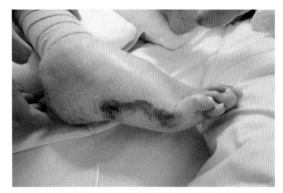

図 5. 浮腫のある皮膚に弾性包帯使用による MDRPU

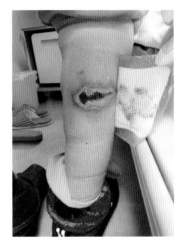

図 6. 短下肢装具による MDRPU

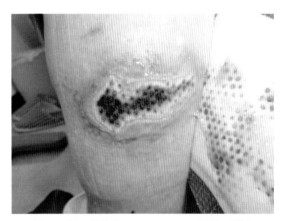

図 7. 短下肢装具による MDRPU（創部近接）

にくくなっているところに包帯を巻きつけることでさらに血流を悪化させる.

アセスメントとして重要なことは，ベッドサイドリハビリテーションを実施する際などは弾性ストッキングを脱がせて実施することは少ないと考えるが，図1の発生概念図に示しているような菲薄化や乾燥が著しい皮膚や浮腫がみられる場合などは，図2～4のような MDRPU がストッキングの下で発生している場合も考えられるので，可能であれば少しずらすなどをして観察を行っていただきたい．MDRPU の予防・管理フローチャートでは皮膚の観察は最低1日2回となっており，看護職は清拭のときに脱がせて観察するなどしているが，患者にかかわる職種すべてで意識すると予防効果が一段と高くなると考える．予防としては，あらかじめ骨突出部や食い込みやすい部位に，シリコンゲルドレッシングなどの比較的厚みのないもので面積を広く当てて保護するようにし

ている.

2．ギプス・シーネ（点滴固定用含む）

患者の年齢にかかわらず整形外科領域でギプス内に創傷が発生することがあるのは，筆者が新人看護師時代の30年以上前からも指摘されていた．現在は，高齢社会となり加齢による運動機能の低下や糖尿病性潰瘍などによる様々な原因で，整形外科領域の装具の使用頻度が高くなっている．図6は，整形外科で短下肢装具を作成したが糖尿病の既往があり，糖尿病性神経障害により知覚が鈍磨となり，装具による圧迫痛をあまり感じずに生活していたところ図7のような創傷が発生していた．皮膚表面が黄色～黒色になっており，真皮層より深い創となっている．短下肢装具を装着している患者に対しては，リハビリテーション指導時に糖尿病の既往や装具が常に当たっている箇所がないかなどの観察が必要である．この症例のように，当たっていても患者自身が痛みを感じにくい

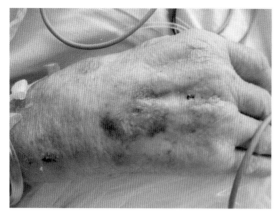

図 8. 留置針や点滴ルートの接続部(静脈)

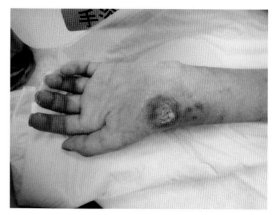

図 9. 留置針や点滴ルートの接続部(動脈)

場合もあるため，リハビリテーションでの外来通院患者に訓練時に声かけなどすることで予防できる場合もあるのではないかと考える．

最後に，点滴固定時に発生する MDRPU を示す(図8, 9)．これらはともに注射針を固定する際に，事故抜去しないようにルートの接続部などを皮膚に強く固定した場合に発生する．ベッドサイドリハビリテーション時の上腕の運動時に点滴固定部などを目にされる機会もあると思うが，包帯などで固定されている場合，動かしたときに隙間から固定が強すぎないかなど観察できることもあると思われるので意識していただくと良い．

自重関連褥瘡と MDRPU の
発生後の管理方法について

発生後の管理方法であるが，局所に関しては創部の深達度評価を行う．評価ツールは，日本国内のみならず海外においても現在使用されているDESIGN-R® 2020[8]を用いる．それと同時に，予防として実施してきたことをチームとしての再評価を行い，なぜ発生したのか原因をアセスメントする．そのうえで，発生前と同じ予防ケアの継続で良いのかをチームで振り返り，追加すべき強化ポイントなどを抽出していく．創傷管理においては，現在は創周囲皮膚の石鹸洗浄，創部は微温湯もしくは温生食による洗浄，創傷被覆材と呼ばれるドレッシングなどを利用した湿潤環境管理が多く用いられている[9]．

MDRPU は医療安全に関係する

現在 MDRPU は，医療事故の1つとみなされており，いわゆる医療安全の範疇に入る．その予防と対策は看護職のみに委ねられているものではない．高度医療機器を扱う場合は，当然，医師やME(medical engineer：臨床工学士)も予防意識をもって取り組まなければならない．予防が何よりも重要である理由は，患者や在宅で暮らす療養者にとっては，必要であるからその医療関連機器を使用しなければならないわけで，使用を中止できれば原因が除去されるので，最良の方法が「使用中止」であることは周知である．しかし，それが困難な場合も多いため問題となってくる．MDRPUを発生させないためにまずは1日2回以上の観察がとても重要になってくるのだが，そのためにもリハビリテーション分野をはじめ多職種連携によりMDRPU を広め，知識の共有が必要と考える．

文 献

1) 須釜淳子ほか：平成18(2006)年度日本褥瘡学会実態調査委員会報告1 療養場所別褥瘡有病率，褥瘡の部位・重症度(深さ)．日褥会誌，10(2)：153-161，2008.
2) 竹田利明ほか：第2回(平成21(2009)年度)日本褥瘡学会実態調査委員会報告1 療養場所別褥瘡有病率，褥瘡の部位・重症度(深さ)．日褥会誌，13(4)：625-632，2011.
3) 竹田利明ほか：第3回(平成24(2012)年度)日本褥瘡学会実態調査委員会報告1 療養場所別褥瘡有

病率，褥瘡の部位・重症度（深さ）．日褥会誌，**17**
（1）：58-68，2015.

4）須釜淳子ほか：第3回（平成24（2012）年度）日本褥
瘡学会実態調査委員会報告1　療養場所別医療関
連機器圧迫創傷の有病率，褥瘡の部位・重症度
（深さ）．日褥会誌，17（2）：141-158，2015.

5）紺家千津子ほか：第4回（平成28（2016）年度）日本
褥瘡学会実態調査委員会報告1　療養場所別自重
関連褥瘡と医療関連機器圧迫創傷を併せた「褥
瘡」の有病率，有病者の特徴，部位・重症度．日
褥会誌，20（4）：423-445，2018.

6）一般社団法人日本褥瘡学会（編集）：ベストプラク
ティス医療関連機器圧迫創傷の予防と管理．照林
社，2016.
　Summary　学会が編集した冊子である．MDRPU
の疫学，発生要因，予防・管理の基本が網羅され
ている．代表的な機器も掲載されており概要を学
ぶのにとても良い．

7）孟　真ほか：圧迫療法と圧迫圧．静脈学，27（1）：
45-51，2016.

8）一般社団法人日本褥瘡学会（編集）：改定DESIGN-
R®2020 コンセンサス・ドキュメント，照林社，
2020.
　Summary　自重関連褥瘡，MDRPU の両方で使用
できる褥瘡状態判定スケールで，2002 年に日本
褥瘡学会がDESIGN として発表し，現在海外でも
使用されている世界的な褥瘡評価スケールと
なっている．2020 年にさらに改定され最新版と
なっており創部の評価には必須である．

9）内藤亜由美ほか：スキントラブルケアパーフェク
トガイド改訂第2版．学研メディカル秀潤社，
2019.
　Summary　様々なスキントラブルを診療科に関係
なくケアしている WOCN（皮膚・排泄ケア認定看
護師）と皮膚科医が監修し，臨床でみられる代表
的なスキントラブルの病態・検査・治療・予防・
ケアのすべてが網羅されている．ケア方法を含ん
だ症例写真が多く掲載されており視覚的にもと
ても理解しやすい．

MB Med Reha No.271：40-46, 2022

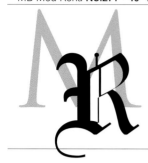

移動介助時の皮膚トラブル対応

藤本由美子*

Abstract　高齢者は身体機能の低下により自ら安全を担保できないため，様々な外的要因による創傷が発生する．その1つにスキン-テアがあり，発生要因として環境およびケア要因が挙げられる．また，外力により組織が阻血状態に陥り発生する褥瘡も重要な創傷である．

高齢者の生活は「臥位」から「座位」にシフトし，1日の大半を車椅子で過ごす高齢者は少なくない．車椅子座位の高齢者においては身体機能の低下とともに，高齢者の特徴的な拘縮，変形，病的骨突出，しわやたるみ，円背，殿筋の萎縮などが褥瘡発生に関連している．

このような身体変化は外力により皮膚が引き伸ばされたり，折りたたまれたりしているため，様々な形状の褥瘡が骨突起部位と離れた部位で観察されることが多い．

皮膚を観察し，要因をアセスメントし個々の皮膚の生理機能を最大限維持して，外力を低減するケアを実践することは創傷発生を予防し，高齢者の安全を担保することにつながる．

Key words　高齢者(elderly)，車椅子座位(wheelchair sitting)，褥瘡(pressure ulcer)，身体的特徴(physical characteristics)，創傷の形状(wound shape)

移動介助時の皮膚トラブル対応

高齢者は身体機能および認知機能の低下により自身で安全を守ることができないため，様々な創傷を発生することが多い．さらに加齢による皮膚の構造上の変化があり，外力に対する抵抗が弱いことも創傷発生に影響する．高齢者の創傷を予防するためには高齢者の身体的特徴および皮膚の形態的特徴を捉えてアセスメントし，個々に応じた創傷ケア，予防ケアを実践することが重要である．

加齢による皮膚の変化

① 表皮と真皮の結合の平坦化により軽微な外力で表皮と真皮ははがれてしまう．
② 真皮は薄く硬くなり，血管の分布の減少，コラーゲンの減少により皮膚の強度や柔軟性が

低下し，また皮下脂肪も薄くなる．
③ 皮膚の保湿を保つ皮脂膜，セラミド，天然保湿因などの低下があるため保湿能は低下し皮膚バリア機能が低下する．このため角質層は乾燥し，少しの外的刺激で皮膚裂傷を起こしやすい[1]．

以上のことから加齢により皮膚は脆弱になり外力を容易に受けやすい．

外力によって発生する創傷

1．スキン-テア

スキン-テアとは「摩擦・ずれによって皮膚が裂けて生じる真皮深層までの創(部分層創傷)をスキン-テア(皮膚裂傷)とする」と定義されている．

スキン-テアは浅い創傷であるが真皮層の露出のため強い疼痛を伴う．また，高齢者や栄養状態

* Yumiko FUJIMOTO, 〒641-0011 和歌山県和歌山市三葛580　和歌山県立医科大学保健看護学部老年看護学，非常勤講師

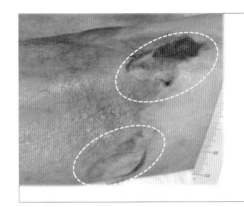
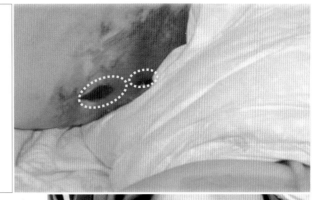

図 1.
高齢者に発生したスキン-テア
a：下腿内側：体位変換時の摩擦で発生
b：大腿内側：おむつの摩擦により発生
c：膝：車椅子に移動時，介助者の足が当たり発生．治癒した部分に一部再発

不良状況に発生しやすいという特徴がある．このような特徴から褥瘡発生のリスクアセスメントの評価項目にも挙げられている．

スキン-テアは患者の療養環境やケアに関連して生じる摩擦やずれによって発生する皮膚損傷であるため，医療従事者のみならず広く社会の人々に周知して予防に努めなければならない．

以下，高齢者に発生したスキン-テアを図1に示す（スキン-テアの詳細は「スキン-テアとは」pp. 21-27 を参照）．

2．褥　瘡

褥瘡とは，「身体に加わった外力は骨と皮膚表層の間の軟部組織の血流を低下，あるいは停止させる．この状況が一定時間持続されると組織は不可逆的な阻血性障害に陥り褥瘡となる」と定義されている．

外力は圧力，ずれ力，摩擦力などがあり褥瘡発生の原因となる．つまり，褥瘡対策は，①圧力，ずれ力，摩擦力を減らすこと，②圧力，ずれ力，摩擦力の持続時間を減らすことである．具体的にポジショニング，体圧分散マットレスや車椅子用クッションなどの適切な使用が挙げられる[2]．

本稿では特に頭側挙上および車椅子で座位姿勢を取る高齢者の褥瘡について，形態的特徴であるしわ・たるみの影響も踏まえて発生要因とケアを述べる．

1）ベッドの頭側挙上時に発生する褥瘡

- 頭側挙上時は，仙骨から尾骨にかけて圧が集中する．
- ベッドの足元に体がずれることで圧迫部位の皮膚や皮下組織の血管が引き伸ばされ虚血状態になり褥瘡が発生する（図2）．

a）頭側挙上時のずれ防止に対するケア：

（1）頭側挙上時はまず，ベッドの中央屈曲部位と患者の大転子部を一致させる．

（2）膝関節部とベッドの足元の屈曲位置を合わせる．膝関節部とベッドの屈曲部がずれる場合には，膝の下に枕を入れて膝を屈曲し，ずれ落ちないようにする．エアマットレスを使用しているときは，姿勢の崩れを防止するために頭側挙上時は静止モードで使用する．

（3）ベッドの足元の屈曲部位を挙げ，やや屈曲さ

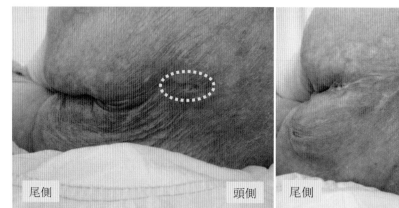
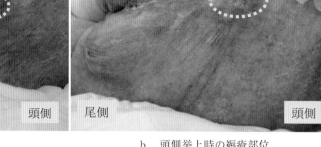

a．側臥位の褥瘡部位 　　　　　　　　　b．頭側挙上時の褥瘡部位

図 2. 頭側挙上時の褥瘡部位の変化

頭側挙上時に体幹はずり落ちるが，皮膚はベッドに固定され仙骨部の圧迫を受ける．

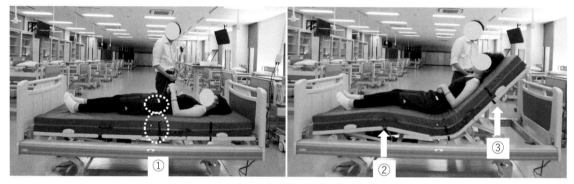

図 3. 頭側挙上の手順

① ベッドの中央屈曲部位と患者の大転子部を一致させる．
② ベッドの足元の屈曲部位を挙げる．
③ ベッドの頭側を挙げる．

せる（ずり落ちを防止するため）．

(4) 頭側を挙上する．頭側挙上時の手順は（**図 3**）に示す．

(5) 背抜き・足抜き（**図 4**）を行う．

背中から殿部にかけて生じる圧やずれを開放するために以下のことを実施する．

① 背部から殿部を一旦マットレスから離れるように起こす（背抜き）．

② 下肢も同様に大腿から下腿後面をマットレスから離す（足抜き）．

③ 寝衣のしわを伸ばし，ずれを整える．

④ 頭側挙上から仰臥位にした場合も上記①〜③ を実施する．

2）高齢者の褥瘡

高齢者の褥瘡発生には高齢者特有の変形や拘縮による顕著な骨突起，しわやたるみ，殿筋の萎縮，

円背など身体的特徴がかかわっている．たるみのため皮膚が重なり合うことで褥瘡が発生することがある（**図 5**）．

また，自力での体位変換や姿勢の保持が困難などといった身体機能の低下や，失禁および認知機能の低下などが関与している．

3）高齢者の車椅子座位で発生する褥瘡

車椅子座位で発生する褥瘡の形状は様々である．その理由は車椅子上で体が前方に滑り落ちたり，左右に傾いたり，さらに皮膚のたるみなどが影響する．例えば車椅子の前方に滑り落ちた場合は皮膚が引き伸ばされて，それが座骨結節や尾骨や仙骨の圧迫を受けながら座面や背布に固定される．また，体が傾いたままで座面に圧迫されると殿部の片側に圧力，ずれ力が集中し，さらにたるみにより皮膚が重なり，様々な形状の褥瘡が発生

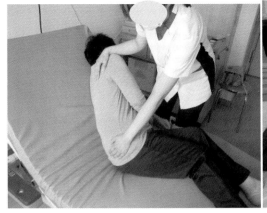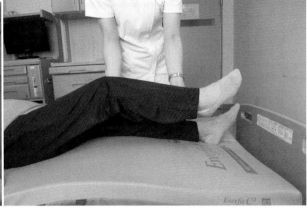

a | b

図 4. 背抜き，足抜き
a：背抜き：片側ずつ背面と殿部のベッドの接触を解除する．
b：足抜き：片足ずつ大腿から下腿後面とベッドの接触を解除する．

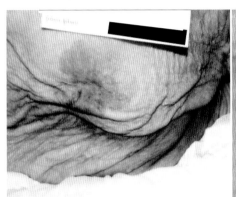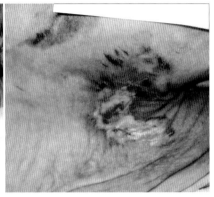

図 5. たるみのために皮膚が重なり合い，発生した褥瘡

する．

a）形　状：車椅子座位姿勢を取っている高齢者にのみみられる特有な褥瘡の形状として，円形，輪形，馬蹄形，蝶形，不整形，および線型，くさび型がある．褥瘡の形状によりそれが圧力によるものか，ずれ力によるものかという形状と外力の関係が推察され，要因を除去することにより適切なケア介入ができ治癒促進が可能になる．創傷の形状により推察できる要因および要因を除去するケアを（図 6）に示す[3]．

b）創　底：座る機能が低下している高齢者は，車椅子上で骨盤が後傾し前方に滑り落ち，左右に傾いたりする．そのため摩擦とずれを繰り返すことから創の表面は黄色の壊死組織を認めることが多い．ずれが原因の場合は創底には摩擦とずれが繰り返されることにより，薄い黄色壊死組織がみられる（図 7）．

c）創周囲皮膚：尾骨部および殿裂部の皮膚は排泄物による汚染があり，湿潤環境が持続すると皮膚の角質層の体積が増加して浸軟する（ふやけた状態）．浸軟そのものは可逆性の変化であるが，浸軟が長期間持続すると角質細胞の結合が緩む．そのため異物や微生物の侵入が容易になり感染のリスクも高まり，さらに創傷治癒遅延の原因となる（図 7）．

4）要因を除去するケア

a）外力除去

（1）車椅子：車椅子は折りたたむことのできるコンパクトで，移動や短時間使用に用いる標準型車椅子が一般的に用いられている．このような車椅子はシートがスリングシートで構成されており，殿部軟部組織が萎縮した高齢者が座るとシートがたわみ，接触面積が小さくなり圧力が集中し褥瘡発生の原因になる．また，小柄な高齢者に対

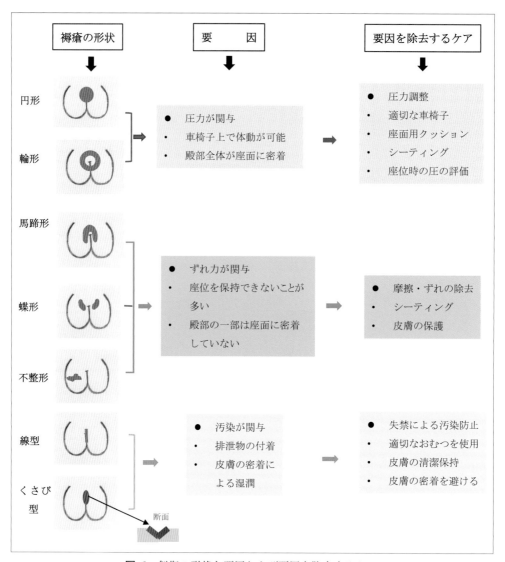

図 6. 創傷の形状と要因および要因を除去するケア

（文献 3 より引用，一部改変）

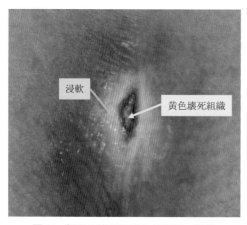

図 7. 創面の壊死組織と創周囲の浸軟

して座面の寸法が大きすぎ，骨盤後傾し前方に滑ったり，左右への身体の傾斜を誘発する．

一方，バックサポートの角度調整が行えるリクライニング機構や，座面ならびにバックサポートの角度を一体的に調整可能なティルト機構を備えた車椅子がある．さらに，座幅や前座高，シートやバックサポートの張り具合が調整可能なモジュラー機能を備えたものもある．褥瘡予防を可能にする車椅子は，一人ひとりの身体変化に応じて適切に調整したものを提供することが大切である[4]．

(2) 座面用クッション：座面の圧分散のためにクッションは必ず用いる．

クッションにより殿部が包まれ，殿部の両側で

も支持され，圧力の減少とともに殿部の安定につながる．クッションの材質はウレタンフォーム，ゲル，空気などがあり，その特徴から適切に使用することが大切である．例えばウレタンフォームはへたり（劣化）に，空気では圧調整に注意するなどがある．

(3) 摩擦・ずれの除去：車椅子上のシーティングを実施する．

車椅子上でシーティングを行うポイントは，①身体サイズに合った車椅子を調整，②適切な座面，座圧の調整である．高齢者は車椅子のサイズが大きすぎる場合が多い．このとき，シートの張り調整が可能な場合には，座骨部の張り具合を調整する．張り調整ができない場合には，クッションを用いて工夫することも，ある程度は有効である．

具体的なシーティングはまず，車椅子のたわみ補正を行う．たわみ補正はマットや市販のベースなどで行うことが可能である（**図8**）．タオルや座布団を用いてのたわみ調整は数日で厚みが変化し，変形や移動するため薦められない．たわみを補正したうえで車椅子クッションを使用する．たわみ補正と車椅子クッションを用いたときは車椅子上での身体の位置は高くなる．そのためにアームサポート，フットサポートなどの高さを調整する．

(4) 座位時の圧の評価：簡易体圧測定器や体圧分布測定装置を用いて，座位姿勢での座骨結節部や尾骨部の圧を測定する．簡易体位圧測定器（PalmQ®：株式会社ケープ）を用いた座位姿勢の体圧は80〜100 mmHgを目安に調整する（**図9**）．

b）皮膚の保護：皮膚のバリア機能を維持する．

高齢者の皮膚は保湿能の低下により乾燥している．乾燥した皮膚は容易に摩擦，ずれを受け皮膚損傷を起こしやすい．そのため保湿剤を塗布し皮膚のバリア機能を維持し外力に対する抵抗を高める．また，摩擦，ずれ防止の目的で被覆材を貼付することも有効である（**図10**）．

c）失禁による汚染予防：おむつの素材・形状・サイズは適切なものを選択する．

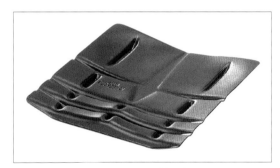

図8. たわみ修正板
ロホ コンツァーベース®
（アビリティーズ・ケアネット株式会社）

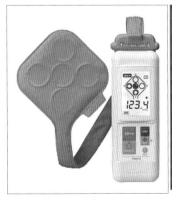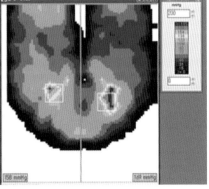

a | b　　　　**図9**. 座位での圧測定機器
　a：簡易体圧測定器：PalmQ®（株式会社ケープ）
　b：座圧分布測定システム Conform-Light（廉価版 CONFOR Mat）
　　（NITTA 株式会社）

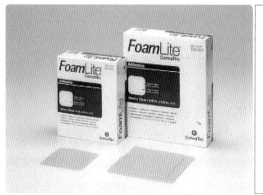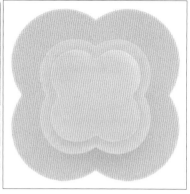

図 10. 皮膚を保護する被覆材

a：ふぉーむらいと®（コンバテックジャパン株式会社）
b：アレビン ライフ®（スミス・アンド・ネフュー）

a｜b

おむつは高分子吸水性ポリマー入りの紙おむつ
を選択し，身体にフィットした適切なサイズのも
のを選ぶ．また，高齢者の活動状況によりテープ
式またはパンツ式を選択する．フィットしないサ
イズやパットの多重使用は座位時におむつが重な
り圧力に影響する．さらに，姿勢の保持ができな
い高齢者の場合は体は車椅子の前方に滑り落ちお
むつは後方に引っ張られ，吊り上げられた状態で
固定され，尾骨に圧力が加わる．

d）皮膚の清潔保持：陰部，殿部および殿裂部
の清潔保持に努める．

よく泡立てた弱酸性の洗浄剤を用いて陰部，殿
部，殿裂部をはじめ，おむつで覆われている部分
の皮膚を毎日洗浄する．この時，皮膚を擦らない
ように手で洗う．押さえ拭きして水分をとり撥水
剤を塗布し，排泄物の付着を避ける[5]．

さらに，殿裂の密着を避けるために座位時は殿
裂を開いて座る，臥位時はシムス位を保持する．

高齢者は身体機能の低下および加齢による皮膚
の構造の変化から特異な褥瘡発生要因が推測でき
る．目の前の高齢者個々の身体的特徴，健康レベ
ル，ADL など広い視野で褥瘡発生要因をアセス
メントし，要因を除去することにより褥瘡の治癒
促進および予防が可能になる．

文　献

1) 清藤友里絵：高齢者のスキンケア．一般社団法人
日本創傷・オストミー・失禁管理学会（編），スキ
ンケアガイドブック，pp. 94-104，照林社，2017.
Summary　本書はスキンケアの知識と技術を網羅
した本であり，是非，手元においてほしい1冊で
ある．

2) 須釜淳子：除圧ケア．真田弘美ほか（編），ナース
のためのアドバンスド創傷ケア，pp. 2-14，照林
社，2012.
Summary　創傷ケアの理論をはじめ，治療・ケア
技術を詳細に説明し，実践事例を紹介している．
創傷ケアを深く学びたいという人には必見の本
である．

3) 藤本由美子：部位別褥瘡ケア　②尾骨部褥瘡を
治す．真田弘美ほか（編），改訂版 実践に基づく
最新　褥瘡看護技術　フローチャートでわかる
ケア手順，pp. 144-155，照林社，2009.
Summary　褥瘡予防・治癒促進に携わってきたエ
キスパートの"知"と"わざ"が詳細に具体的に
記載されており，現場ですぐに活用できる内容で
ある．

4) 日高正巳ほか：車椅子での褥瘡対策の問題点とそ
の対応策．*WOC Nursing*，**6**(4)：42-47，2018.
Summary　シーティングのポイントをわかりやす
く解説し，褥瘡対策を具体的に解説した文献であ
る．

5) 日本創傷・オストミー・失禁管理学会（編集）：
IAD の予防と管理．IAD ベストプラクティス，
pp. 18-23，照林社，2019.
Summary　IAD（失禁関連皮膚炎）の重症度評価ス
ケールの使用方法および予防と管理について具
体的に解説した1冊である．

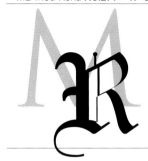

特集／リハビリテーション現場で知っておきたい高齢者の皮膚トラブル対応の知識

関節拘縮のある高齢者の皮膚トラブル対応

四谷淳子*

Abstract　関節拘縮は，皮膚や骨格筋，靱帯，関節包などの関節周囲軟部組織の柔軟性が失われ，関節の動きが制限される状態である．関節拘縮は，生活不活発病いわゆる廃用症候群の1つであり，ADL の低下だけでなく，褥瘡やスキン-テアといった二次的な障害も起り得る．関節拘縮による褥瘡は，屈曲部の皮膚が伸展し圧迫状態となることで発生することや，拘縮した部位の皮膚同士が密着することによる圧迫やずれ，湿潤が影響し発生する．そのため褥瘡ケアでは，皮膚の密着を回避すること，ポジショニングをスキンケアと捉え，皮膚への負担や影響を考慮しケアすることが必要である．
　関節拘縮のある高齢者の皮膚トラブルを予防するためには，拘縮を予防するケアが重要となる．目の前にある拘縮のケアにとらわれてしまうが，超高齢社会において，どうしたらこの拘縮を予防できるのかを考え，日常ケアの中に拘縮予防のケアを組み込むことが必要である．

Key words　関節拘縮(articular contracture)，褥瘡(pressure ulcer)，ポジショニング(positioning)，スキンケア(skin care)，体圧分散(pressure redistribution)

はじめに

　関節拘縮は，「皮膚や骨格筋，靱帯，関節包などの関節周囲軟部組織の柔軟性が失われ，関節の動きが制限される状態」と定義される[1]．関節拘縮がある場合，屈曲部の皮膚や皮下組織，血管が伸展された状態となり，血流が途絶えることで皮膚が脆弱になる．その結果，皮膚のトラブルを起こしやすい．また，身体が変形し膝や肘，脊椎，下腿部が突出し局所に圧が集中しやすくなる．さらに，手指や足趾，四肢拘縮によって，手掌，上肢と体幹，両下肢が密着することで，療養者の身体自体が圧迫や身体の動きによるずれが要因となることや，皮膚の密着部位が湿潤することで組織耐久性が低下し，褥瘡を発生させる．また，寝衣交換や清潔ケアの際に密着部を離そうとすると皮膚が脆弱なため，容易にスキン-テアを発生するこ

ともある．高齢者の褥瘡ケアでは，関節拘縮により皮膚の密着部位に発生していることから，皮膚の密着を回避することと，ポジショニングが重要となる．ポジショニングをスキンケアと捉え，ポジショニングによる皮膚への負担や影響を考慮してケアすることが必要である．また，関節拘縮は患者個々によって異なるため，それに応じたケアが必要となる．

関節拘縮の褥瘡予防と管理

1．関節拘縮と褥瘡発生について

　関節拘縮は褥瘡発生に影響を与え，褥瘡予測リスクアセスメントスケールにおいても，褥瘡発生危険要因の1つとして挙げられている[2]．関節拘縮と褥瘡発生の関係には，直接の原因と間接的原因がある．直接の原因としては，関節拘縮が高度となると伸展側の軟部組織が極度に伸展され，骨

* Junko YOTSUYA, 〒910-1193 福井県吉田郡永平寺町松岡下合月 23-3　福井大学学術研究院医学系部門看護学領域コミュニティ看護学(老年看護学)，教授

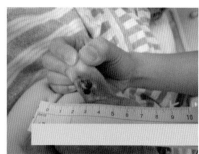
a．手指

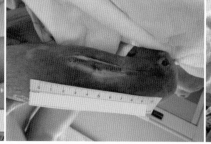
b．前腕・手関節

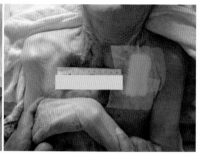
c．鎖骨

図 1．皮膚が密着した部位の褥瘡

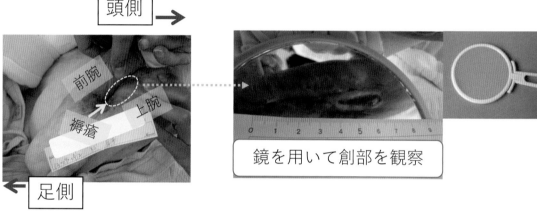
頭側 →

前腕

上腕

褥瘡

← 足側

鏡を用いて創部を観察

図 2．皮膚が密着した部位の鏡を用いた創部の観察

関節部による内部からの圧迫を受け，血流不全を起こし褥瘡になりやすい．また，これらの部位は外力を受けやすく，外傷をきたしやすい．間接的原因としては，関節拘縮が高度となると体位や肢位が異常な状態を強制し，身体の他の部位に持続的圧迫を加えるので，通常は褥瘡ができにくい部位にも褥瘡が発症する．例えば，下肢や指が交差して対側に褥瘡を発症させる．特に，関節拘縮の伸展側に発症した褥瘡は創傷治癒機転の中で創収縮を妨げるため難治化しやすいといわれている[3]．

関節拘縮がある場合，屈曲拘縮によって円背となり，脊椎部や腸骨部，仙骨部，大転子部などに顕著な骨突出がみられる．これによって，マットレスに臥床すると接触面積が小さく，局所的な圧が高くなる[4]．さらに，ベッドの頭側を挙上することや体位変換，姿勢が不安定になることから，ずれや摩擦が生じやすくなる．これによって，身体と寝具が密着した部位である仙骨部，大転子部，尾骨部，腸骨部に褥瘡が発生する．一方で，

身体とマットレスは接触しないが，身体同士の接触による圧迫やずれ，さらには拘縮による循環障害による浮腫によって，手指，前腕，手関節，鎖骨などに褥瘡が発生する（**図 1**）．この場合，皮膚の観察や清潔ケアが十分に行えず，創が深くなってから発見することもある．

2．関節拘縮のある高齢者の褥瘡予防と管理

関節拘縮における褥瘡ケアの問題として，全身の屈曲型拘縮がある場合は，複雑に皮膚が密着しており褥瘡が発見しにくいこと，アセスメントや処置が難しいことである．実際に目視が難しい場合が多く，鏡を用いて観察する場合がある（**図 2**）．さらに患者は常に緊張しており，拘縮部位を無理に離そうとすると脱臼や骨折を起こす危険性や，スキン-テアを発生することにもつながる．よって，安全性に基づいたケアを実践することが難しい．

関節拘縮がある高齢者の褥瘡ケアは，スキンケアとして皮膚の密着を回避することとポジショニ

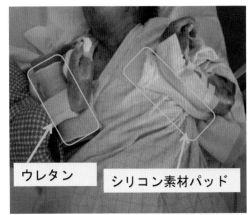

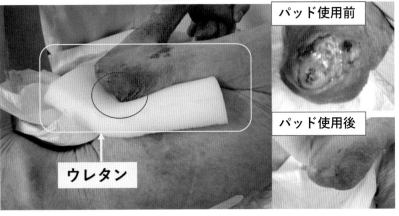

図 3.
皮膚の密着を回避する方法
　a：上肢と胸骨部の密着を
　　　回避するためにパッドを
　　　使用
　b：左上肢と胸部の密着に
　　　より，左肘内側に褥瘡あり．
　　　パッド使用にて褥瘡が治
　　　癒

ングである．ポジショニングは拘縮のある患者に
とって重要なケア要素であるが，ポジショニング
もスキンケアとして捉えて実施する．その理由と
して，ポジショニングによって皮膚が密着するこ
とで皮膚は浸軟し，バリア機能の低下に至る．そ
の結果，外力や摩擦・ずれなどを起こしやすい．
このようなことから，ポジショニングも重要なス
キンケアと考えることが必要である．

　関節拘縮がある場合には，背中が丸くなり姿勢
保持困難である．また，拘縮により，脊椎部，腸
骨部，仙骨部，大転子部などに顕著な骨突出が発
生するため，除圧が困難となる．そのため，体圧
分散ケアとしてマットレスの選択や姿勢を保持す
るためのポジショニングも重要となる．

1）スキンケア

　拘縮部の皮膚の密着部位の観察は，密着してい
る部位を無理矢理離すのではなく，ゆっくりと密
着部を離して鏡を用いて観察すると良い．

　拘縮患者に対しての皮膚の接触による湿潤環境
などポジショニング・ケアが不十分となることか

ら，拘縮体位に対し拘縮パッドを使用すること
で，体圧値や湿度の減少が得られたことが報告さ
れている[5]．このことからも，皮膚の密着を避け
るためには，拘縮がある上肢と体幹の間に薄いウ
レタンフォームのパッドやシリコンのパッドを入
れることで，体圧上昇や湿潤を回避できる（図3）．

　次に安全に密着部を離すためには，ケアをする
際には必ず声をかけて，不安や緊張をとり，筋緊
張を緩和させる．また，体を支えるときは点でな
く面で，例えば指先ではなく，手掌で支えるよう
にし，さらにマッサージをして，ゆっくり伸ばす
ようにする．体のどの部分をどのように支持する
と筋緊張がやわらぐのか，理学療法士・作業療法
士と連携しながら行うことが望ましい[6]．

　関節拘縮のある高齢者のスキンケアの中でも，
特に拘縮した手指・足趾の皮膚に対し十分なケア
が行われにくいため，皮膚が湿潤しびらんなどの
皮膚障害をきたしやすい．そのため手にガーゼを
握らせたり，ハンドロールを握らせたりする方法
がある．ハンドロールが大きいことや厚みがある

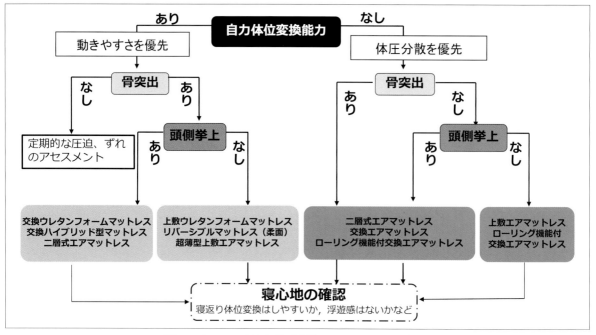

図 4. リスクに応じた体圧分散マットレスの選択方法

(文献 9 より一部改変)

と，その刺激が握り込みを誘発する場合がある．指間の皮膚の接触や指先と手掌の接触予防，通気を目的として，ハンドロールを軽く握った状態となるように大きさに配慮することや，通気性が良く，硬すぎない材質のものを使用する．

2）体圧分散ケア

a）体圧分散マットレスの使用：関節拘縮がある場合，屈曲拘縮によって円背となり，脊椎部や腸骨部，仙骨部，大転子部などに顕著な骨突出がみられる．これによって，マットレスに臥床すると接触面積が小さく，局所的な圧が高くなる．そのため，身体を広い面で支えることで姿勢が安定して保持できる体圧分散マットレスの使用が重要である．日本褥瘡学会の褥瘡予防・管理ガイドライン（第 4 版）では，CQ10.3「高齢者にはどのような体圧分散マットレスを使用すると褥瘡予防に有効か」に対して，「二層式エアマットレスを使用するよう勧められる（推奨度 B）」．「圧切替型エアマットレス，上敷き静止型エアマットレス，ウレタンフォームマットレスを使用しても良い（推奨度 C1）」とされている[7]．二層式エアマットレスを関節拘縮や顕著な病的骨突出がある人に使用したところ，頭側挙上をした場合においても背部や殿

部の底付きを予防でき，標準マットレスや単層式エアマットレスよりも高齢者の褥瘡予防に効果があることが報告されていることから[8]，マットレスを適切に選択し使用することが重要である．

体圧分散マットレスには，「沈む」機能と「包む」機能があり，体圧分散に関係している．「沈む」機能は，マットレスに身体を沈め，集中してかかる圧を減少させる．「包む」機能は，身体の凹凸に応じてマットレスが変形し，接触面積を広げ，圧を減少させる[9]．マットレスは，自力体位変換能力の有無を確認し，骨突出・関節拘縮の有無を確認して，選択していく．関節拘縮がある場合は，骨突出部位の保護に優れたものを選択していくと良い（図 4）．

下肢関節の拘縮が強い患者では，後腸骨部の体圧が最も高かったことが報告されている[10]．下肢屈曲拘縮がある場合では，上半身で身体を支持していること，身体のバランスが不安定になり，左右どちらかに片寄ることで圧迫部位が限定されてしまう．よって，体圧分散マットレスを使用するだけではなく，実際に携帯型接触圧力測定器（図5）を用いて体圧を測定しながら，体圧がより分散されるような姿勢保持いわゆるポジショニングを

合わせて行う．ポジショニングをクッションによって間接的にサポートすることで，体圧分散マットレスの効果を生かすことにもなる．

　b）ポジショニング：日本褥瘡学会の褥瘡予防・管理ガイドライン（第4版）では，CQ9.5「関節拘縮を有した高齢者には，どのようなポジショニングを行うと良いか」に対して，「体圧分散用具，クッションを用い，ポジショニングを行っても良い（推奨度C1）」とされている[11]．関節拘縮の状態に応じて，クッションを使用したポジショニングによって，可動域拡大とともに体圧値が減少することがいわれている[12]．ポジショニングクッションは，形状・素材が様々であり，症状や目的に合わせて形や硬さを考慮しながら使い分けることが大切である．クッションを挟む際に，強引に押し込むことでずれや皮膚への摩擦，圧迫がかかり褥瘡発生のリスクを高めることになる．また，ポジショニングのためにクッションを挿入し，仰臥位から側臥位への体位変換時，クッションに身体を預けると摩擦が生じ，さらに重力方向に身体が引っ張られることでずれが発生し，体圧にも影響する[13]．そのため，ケアを行う際には必ず摩擦やずれ・圧力を調整し，優しく丁寧に行うことを心掛ける必要がある．

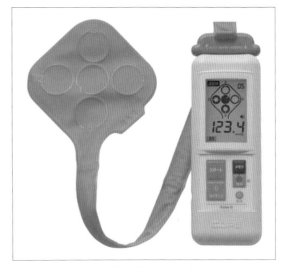

図 5．携帯型接触圧力測定器
パーム Q®（株式会社ケープ）
（株式会社ケープより許可を得て掲載）

3．関節拘縮のある高齢者のスキン-テア予防と管理

　関節拘縮がある場合，皮膚の伸展状態によって血流が途絶えることから皮膚が脆弱となっている．高齢者であることや低活動性など個人的要因だけでなく，外力発生要因による影響が大きい．体位変換やリハビリテーション時に身体を支持した際のずれによって，容易に皮膚損傷を起こす．さらに，寝衣を更衣する際にも，伸縮性のない寝衣の場合，無理に着脱することで，摩擦やずれが生じ皮膚を損傷させる．また，関節拘縮のある方

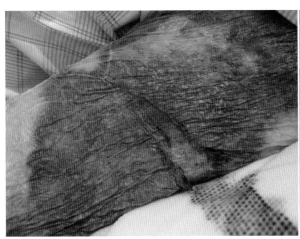

a．ベッド柵にぶつけて発生

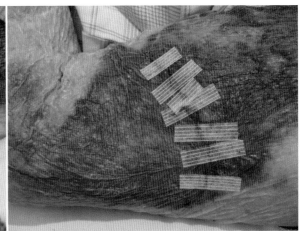

b．ステリテープ®にて処置

図 6．上腕部に発生したスキン-テア

は，姿勢が不安定となりやすい．そのため，ポジショニングによって姿勢が安定していない場合に，身体が片方に傾くことで，ベッド柵にぶつけてしまい，皮膚を損傷させる（**図6**）．関節拘縮のある場合でのスキン-テアの予防管理として，外力保護，スキンケアについて主に述べる．外力保護ケアでは，アームカバーやレッグカバー，靴下の着用にて損傷を予防する．また，体位変換や移動時には，四肢ではなく腰や肩を支えながら行い，身体を引きずらないように体位を整える．その際，おむつや寝衣，クッション，寝具を無理に引っ張らないように注意する．スキンケアでは，密着部位を無理に離さずゆっくりと開いて，シャワーなどで洗浄する．寝衣は，大きめあるいは伸縮性のあるものを選択し，更衣の前にアームカバーなどで皮膚を保護してから更衣を行うと良い[14]．

なお，スキン-テアの予防，創傷の管理については，「スキン-テア」の稿（pp.21〜27）を参考にしていただくと良い．

文　献

1) 沖田　実：関節可動域制限の定義と分類，沖田　実（編），関節可動域制限　病態の理解と治療の考え方（第2版），pp.11-19，三輪書店，2019.
Summary　関節周囲軟部組織の器質的変化について網羅的に深く掘り下げて解説している.
2) 日本褥瘡学会：予測のためのリスクアセスメント，一般社団法人日本褥瘡学会編，褥瘡ガイドブック（第2版），pp.114-125，照林社，2015.
3) 真田弘美ほか：褥瘡発生要因の抽出とその評価，褥瘡会誌，5(1-2)：142-143，2003.
4) 瀧　昌也ほか：関節角度の違いが体圧に及ぼす影響．褥瘡会誌，7(2)：236-241，2005.
5) 田中マキ子，堂尾弥生：拘縮患者のポジショニング．看護誌，68：325-328，2004.
6) 袋　秀平ほか：関節拘縮のある療養者のリハビリテーション．一般社団法人日本褥瘡学会（編），在宅褥瘡テキストブック，pp.113-116，照林社，2020.
Summary　在宅ならではの褥瘡の治療，予防，ケアをコンパクトかつ，わかりやすく解説している.
7) 日本褥瘡学会：褥瘡予防・管理ガイドライン（第4版），褥瘡会誌，14(4)：61，2015.
8) Sanada H, et al：Randomized controlled trial to evaluate a new double-layer air-cell overlay for elderly patients requiring head elevation. *J Tissue viability*, 13：112-121, 2003.
9) 須釜淳子：除圧ケア．真田弘美ほか（編），ナースのためのアドバンスト創傷ケア，pp.2-14，照林社，2012.
10) 寺境夕紀子ほか：膝関節拘縮を有する寝たきり高齢者の体圧分散の実態．富山大学看護学会誌，8(1)：41-49，2008.
11) 日本褥瘡学会：褥瘡予防・管理ガイドライン（第4版），褥瘡会誌，14(4)：59，2015.
12) 道巻夕紀子ほか：関節拘縮を有する寝たきり高齢者へのポジショニング効果．褥瘡会誌，15(4)：476-483，2013.
13) 田中マキ子ほか：ポジショニングはなぜ"トータルケア"なのか．トータルケアをめざす褥瘡予防のためのポジショニング，pp.6-14，照林社，2018.
Summary　ポジショニングをケアの場面だけでなく，療養生活環境全般につながるものとして捉え，必要な知識，観察とアセスメント，ケア技術について解説されている.
14) 日本創傷・オストミー失禁管理学会：ベストプラクティス　スキン-テアの予防と管理，pp.20-28，一般社団法人日本創傷・オストミー失禁管理学会，2015.

MB Med Reha **No.271**：53-58, 2022

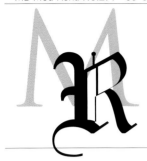

特集／リハビリテーション現場で知っておきたい高齢者皮膚トラブル対応の知識

浮腫のある高齢者の皮膚トラブル対応

佐藤　文*

　　Abstract　　浮腫は組織間隙の間質液の過剰な貯留であり，原因は様々である．特に加齢に伴う身体機能の変化により浮腫は慢性化し重症化しやすくなる．そのため，浮腫の程度を定期的に評価することは重要である．特に高齢者の場合，下肢に浮腫を認めることが多い．浮腫の評価部位は，足背や脛骨前面だけでなく，外踝，内踝，下腿遠位後面（アキレス腱周辺），足趾においても実施する．
　　浮腫のある皮膚の特徴として，組織が脆弱になり外力が原因で発生する褥瘡やスキン-テアを生じやすくなる．そのため外力低減のためのケアとしては，適切な体圧分散寝具の選択と，四肢をアームカバーやレッグカバーなどで保護することが必要である．またスキン-テアの予防のためには，保湿ケアも重要である．
　　下肢浮腫が慢性化することで浮腫の範囲は拡大し重症化する．これにより足関節の可動域を狭め，日常生活にも影響を及ぼす．そのため浮腫軽減のためのケアも必要となる．

　　Key words　　浮腫（edema），浮腫の評価（assessment of edema），スキン-テア（skin tear），スキンケア（skin care），日常生活援助（daily life support care）

浮腫とは

　浮腫は組織間隙の間質液の過剰な貯留[1]であり，毛細血管濾過量の増加またはリンパ流量の減少によって生じる．浮腫の原因として高齢者においては，静脈性浮腫，リンパ性浮腫，炎症性浮腫，進行がん，慢性心不全，慢性腎疾患，慢性呼吸不全，心不全，肝不全といった全身疾患の臨床症状として出現する浮腫と，加齢によっておこる多様な要因によって出現する浮腫が混在する．

　加齢に伴う変化により基礎代謝量・身体活動量の低下，栄養摂取量の減少・消化機能の低下などに起因する低蛋白血症による膠質浸透圧低下[2]，心機能・腎機能の低下による静脈圧亢進，身体活動量の低下による下肢筋ポンプ機能の低下や下肢

静脈不全の影響による浮腫もある[3]．これらの加齢による身体機能の変化により，浮腫は慢性化し，かつ症状が重症化しやすくなる．

高齢者の浮腫の特徴

　高齢者の浮腫における先行研究では，浮腫保有率，浮腫の部位と程度が明らかにされている．外来通院中の高齢者の下肢に限定した研究では浮腫保有率は35.4%[4]，38.7%[5]，高齢者の専門病棟では入院患者の約48%に浮腫を認めている[6]．また，筆者らの研究では，長期療養施設入所中の高齢者の全身を観察し浮腫保有率が66.1%であり，浮腫保有部位の88.2%が下肢に分布し，下腿～足部に多いことを明らかにした[7]．

　浮腫の経時的な変化として，下肢周囲径は朝か

* Aya SATO，〒212-0054　神奈川県川崎市幸区小倉4丁目30-1　川崎市立看護短期大学，教授

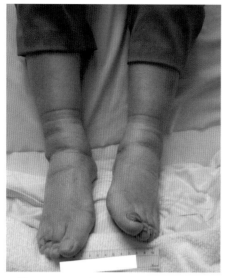

図1. 日中の大半を座位で過ごしている高齢者の下腿～足部

ら夕方へと時間の経過に伴い増大すると報告されている[8]〜[10]. また, 下肢の部位によって周囲径の変化率が異なり[8][10], 高齢者を対象にしている報告[9]では, 朝から夕方までの間での変化率は下腿4.5%, 足関節2.5〜2.9%, 足背3.9〜4.1%増加していた. また, 高齢者の下肢浮腫に関しての前向き調査により, 下肢浮腫の範囲は拡大し, 浮腫の程度が重症化していくことが明らかになっている[7]. これは組織間液が長期にわたり停滞することでリンパ浮腫同様に非圧痕性浮腫を生じ, 組織性変性をきたしている可能性がある.

このような高齢者の下肢浮腫は, 寝たきり防止の取り組みにより「座りきり」となり, 下肢を使う機会が減少してしまっていることにより, 下肢の機能が低下して浮腫が増強していくといえる. 図1は, 日中の大半を座位で過ごしている高齢者の下腿～足部のものである. 座位から立位になる際の起居動作や歩行時などの足関節の可動が悪くなり, 活動性の低下をまねきかねない.

浮腫の評価

浮腫が示す意味は, 活動性の低下だけでなく, 疾患・病態に由来するものがあるため, その評価が必要である. 浮腫の評価部位としては, 一般的な身体診察法などにおいて足背や脛骨前面とされている. ただし, 高齢者の下肢浮腫を評価するに

は, これらの部位だけでなく, 外踝, 内踝, 下腿遠位後面(アキレス腱周辺), そして足趾を評価することをすすめたい. これは, 高齢者の浮腫の調査結果[11]から, 浮腫は脛骨前面よりも後面や, 外踝, 内踝で観察されることが多いと明らかになったからである.

浮腫の程度の評価方法は様々あるが, 明確に評価できる方法の1つとして深沢変法[7]を紹介する. 母指で10秒間圧して(図2), 浮腫の程度を表1で示す深沢変法で評価していく. この評価方法は, 深沢らの評価方法にリンパ浮腫でみられるnon-pitting-edema(非圧痕性浮腫)も評価できるようにしたものである.

浮腫がある皮膚の特徴

浮腫のある部位に触れる際は, 「傷つけたりしないか」と恐る恐る触れることがある. 浮腫の原因によっても皮膚特性は異なるが, 組織間隙の間質液が増加している状況のため, 組織の結合が疎になり, 組織耐久性が低下していると考えることができる.

浮腫と褥瘡発生について, 浮腫オッズ比は4.7[12], 6.3[13]とされ, 特に体圧分散寝具を使用していない場合, 浮腫オッズ比は23.5[13]と報告されている. つまり, 浮腫がある部位に限らず, 浮腫を保有している高齢者の場合, 浮腫がない場合よりも褥瘡が発生しやすく, 褥瘡予防のケアとして外力へのケアが重要ということである.

浮腫とスキン-テアについては, 浮腫がない場合に比べて3.011倍[14]と報告されている. 本邦での調査[15]では, スキン-テアが発生した周辺皮膚の20.1%に浮腫を有していた. スキン-テアは外力が起因する皮膚損傷であるため, 外力へのケアが重要となる.

以上のことから, 浮腫があると褥瘡やスキン-テアが発生しやすいため, 予防的なスキンケア(外力を避けるケア)を積極的に実施する必要がある.

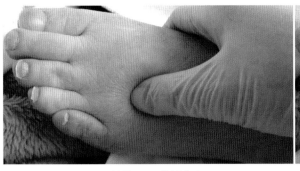 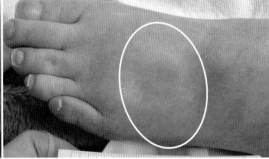

| a．母指で10秒圧する． | b．黄色囲み部分に圧痕を認める． |

図 2. 浮腫評価

表 1. 浮腫の程度　評価基準（深沢変法[7]）

grade	評価基準
0	圧痕なし，腫脹なし
1	圧迫の解除でわずかにくぼみの輪郭がわかる程度で，時にみのがされてしまいそうな圧痕
2	圧迫開始時にはっきりしないが，圧迫とともに明らかとなり解除後に圧痕が残るもの
3	圧迫開始時の視診や触診ですでに浮腫が明らかなもので圧迫解除後に深い圧痕が残るもの
NPE	圧痕を認めないが，腫脹しているもの　（non-pitting edema）

Note. 深沢法[5]は，grade 0～3で浮腫を評価する．深沢法に，「圧痕を認めないが，腫脹しているもの（NPE）」を追加して評価した．

浮腫1度

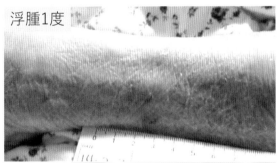

浮腫2度

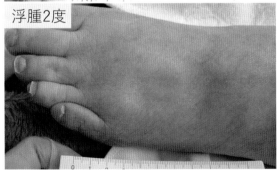

浮腫3度

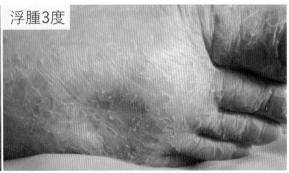

表 2. スキン-テア　リスクアセスメント

個体要因のリスクアセスメント （該当項目の□に✓をつける）	
全身状態	皮膚状態
□加齢（75 歳以上） □治療（長期ステロイド薬使用，抗凝固薬使用） □低活動性 □過度な日光曝露歴（屋外作業・レジャー歴） □抗がん剤・分子標的薬治療歴 □放射線治療歴 □透析治療歴 □低栄養状態（脱水含む） □認知機能低下	□乾燥・鱗屑 □紫斑 □浮腫 □水疱 □ティッシュペーパー様（皮膚が白くカサカサして薄い状態）

外力発生要因のリスクアセスメント （該当項目の□に✓をつける）	
患者行動 （患者本人の行動によって摩擦・ずれが生じる場合）	管理状況 （ケアによって摩擦・ずれが生じる場合）
□痙攣・不随意運動 □不穏行動 □物にぶつかる（ベッド柵，車椅子など）	□体位変換・移動介助（車椅子，ストレッチャーなど） □入浴・清拭等の清潔ケアの介助 □更衣の介助 □医療用テープの貼付 □器具（抑制具，医療用リストバンドなど）の使用 □リハビリテーションの実施

（日本創傷・オストミー・失禁管理学会編：ベストプラクティス　スキン-テア（皮膚裂傷）の予防と管理．照林社，東京，2015．より引用）

褥瘡予防

褥瘡の原因は外力であり，前述のとおり浮腫を有することで褥瘡発生リスクが高まるため，外力を低減するためのケアを実施する必要がある．それにはまず体圧分散寝具の適切な選択が必須である．体位変換の際には，外力による皮膚を損傷するリスクがあるため，身体を「掴む」ようなことは避けて，援助者との接触面を広くして支えるように実施すると良い．そして，全身の皮膚の観察を毎日行う必要がある．

一方，褥瘡予防のためには，栄養管理も重要である．浮腫の原因のひとつとして低栄養も挙げられるため栄養評価を実施し，栄養改善が望める場合は取り組む必要がある．

スキン-テア予防

浮腫のある対象のケアをする際は，スキン-テアの外力発生要因のリスクアセスメントの「管理状況」（**表2**）に着目していただきたい．前述のとおり浮腫があると外力により損傷しやすいため，細心の注意を払う必要がある．スキン-テアの予防には，4つのポイント ① 栄養管理，② 外力保護ケア，③ スキンケア，④ 医療・介護ケアメンバー教育，で取り組む．ここでは，② と ③ について述べる．（① と ④ については，今回の特集「スキン-テア」（pp. 21～27）を参照されたい．）

1. 外力保護ケア

スキン-テアの好発部位として四肢が挙げられる．これらの部位は，衣服から露出しやすい部位で，日常生活の援助をする際，援助者が触れる，あるいは寝衣・寝具類などに接触しやすくなるため，積極的な外力保護のケアを実施していただきたい．上肢にはアームカバーを着用する（**図3**）．これは，外力を受けやすい部位として肘関節と手背を十分に覆うようにしておく．下肢の場合は，パジャマなどの衣類の裾がはだけないようにし，なおかつ下肢を締め付けないようにレッグカバーや長い靴下などを着用する（**図4**）．これらは，柔らかく伸縮性があり，縫い目などにより皮膚が刺激を受けないようにしておく必要がある．

スキン-テアの個体要因リスクアセスメントの

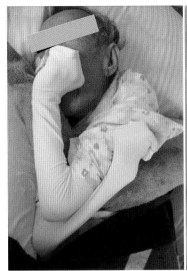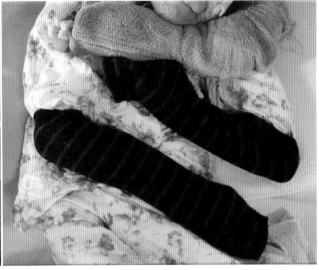

図 3. 外力保護のケアのための上肢のアームカバー

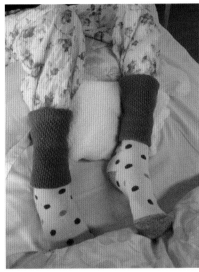

図 4. 衣類の裾がはだけるのを防ぐため，レッグウォーマーや靴下を利用する.

2. スキンケア

　皮膚が乾燥していると摩擦が発生しやすく，特に高齢者は皮膚機能の低下により乾燥しやすい．そのため，スキンケアとしては，まずは保湿が重要である．保湿ケアを1日2回提供することでスキン-テアの発生を低減させると報告[16]がある．また，保湿ケアをする際は，ローションタイプの使用をすすめたい．これは，軟膏やクリーム状のものであると，塗布する際に皮膚に摩擦などの外力を加えてしまうからである．

　また，入浴時など洗身の際には，弱酸性の洗浄剤の泡で洗うことも重要である．このケアも摩擦などの外力を発生させにくく，さらに皮膚の生理機能を損なわないからである．そして，入浴後は必ず保湿ケアを提供する．

日常生活援助のために

　下肢浮腫に限定すると，次のようになると考える．

　活動性の低下　→　下肢筋ポンプ機能の低下・静脈圧亢進　→　下肢浮腫　→　足関節の可動域減少　→　援助を受けることが多くなる　→　外力を受けやすくなる・損傷を受けやすくなる　→　スキン-テア発生

　これを日常生活援助として考えると，浮腫の程度が進行することで，下肢がだるくなり，腫れぼったい，靴が履けないなどの症状[17]や，浮腫の

「皮膚状態」の項目に浮腫が含まれており，医療用テープの貼付・剝離についても外力を与えないよう愛護的にケアする必要がある．可能ならば「テープを貼る」ということのない管理方法を検討していただきたい．テープを貼付する際は，テープを引っ張って貼らないことである．テープが元の大きさに戻ろうとする力で皮膚に外力が加わり，皮膚損傷しやすくなるからである．テープの素材としても剝離刺激が少ないシリコーン系の粘着剤のものを使用する．

範囲の拡大，関節可動域が縮小する可能性がある．そのために日常生活行動が制限されるようになるため，可能な限り浮腫が進行しないようにかかわる必要がある．

　足関節の底屈と背屈を繰り返す運動を日常生活の中に組み込むことをおすすめしたい．そうすることにより，筋ポンプ機能により静脈還流が改善されやすくなり，下肢機能を維持しやすくなると考える．また，下肢を下垂している時間を減らすため，長座位や臥床する時間を組み込むことも検討していただきたい．

　他には，心機能および下肢血流不全を確認したうえで，バンデージやスリーブを着用することも検討する必要がある．DVT（Deep Vein Thrombosis：深部静脈血栓症）予防用ストッキングを着用するには，皮膚損傷をまねきかねないだけでなく，高齢者に苦痛を強いることにもつながる．特に浮腫がある場合は，着圧の高いものを着用することが皮膚に外力を加えることになるため，着圧の低いものの使用が望ましいと考える．

おわりに

　浮腫がある皮膚のケアを考えるにあたり，対象となる方の生活機能を維持できるような援助を考えることが重要である．「浮腫は仕方ないもの」と捉えずに，24 時間の日常生活援助のなかで浮腫のある皮膚を守って，その人らしく生活できるような援助が当たり前にできるようになることを期待したい．

文　献

1) Kumar V，森　亘ほか監訳，ロビンス基礎病理学第 7 版，pp. 95-99，廣川書店，2004.
2) 圓谷朗雄ほか：老年者浮腫の診断と治療―低栄養―．老化と疾患，**7**(6)：47-51，1994.
3) Galindo-Ciocon D：Nursing care of elderly with leg edema. *J Gerontol Nurs*, **21**(7)：7-11, 1995.
4) Dunn JE, et al：Prevalence of foot and ankle conditions in a multiethnic community sample of older adults. *Am J Epidemiol*, **159**(5)：491-498, 2004.
5) 深沢雷太ほか：CGA スクリーニングテストでみられた外来通院患者の下肢浮腫とその関連因子．日老医誌，**50**(3)：384-391，2013.
6) Smith E：A survey of peripheral oedema in elderly patients admitted to a geriatric ward. *Br J Clin Pract*, **50**(1)：20-21, 1996.
7) Sato A, et al：A cross-sectional study of elderly individuals with oedema and skin injuries in long-term care facilities. Journal of the Tsuruma Health Science Society, Kanazawa University, **39**(2)：63-73, 2015.
8) 平井正文ほか：三次元形状計測装置を用いた下腿浮腫日内変動の観察．静脈学，**18**(4)：221-225，2007.
9) 北村有香ほか：施設入所高齢者の車椅子座位姿勢における下肢集計の継時的変化．老年看，**17**(1)：91-97，2012.
10) Hirai M, et al：Effect of elastic compression stockings on oedema prevention in healthy controls evaluated by a three-dimensional measurement system. *Skin Res Technol*, **12**：32-35, 2006.
11) 佐藤　文ほか：療養施設の高齢者にみられる浮腫の前向き観察研究―浮腫の程度と範囲の変化―．日創傷オストミー・失禁管理会誌，**20**(3)：329-340，2016.
　　Summary　施設など入所の高齢者の浮腫の前向き調査について，詳細に記述した文献である．
12) 大浦武彦：高齢者における褥瘡危険要因．*JSPU*，**4**(3)：397-405，2002.
13) 大浦武彦：寝たきり高齢者における褥瘡危険要因．*JSPU*，**5**(3)：459-471，2003.
14) Gill FL, et al：Identification of risk factors associated with the development of skin tears in hospitalised older persons：a case-control study. *Int Wound J*, **13**(6)：1246-1251, 2016.
15) 日本創傷・オストミー・失禁管理学会学術教育委員会　紺家千津子ほか：11 施設におけるスキンテアの実態調査．日創傷オストミー・失禁管理会誌，**19**(1)：50-60，2015.
16) Keryln C, et al：The effectiveness of a twice-daily skin-moisturising regimen for reducing the incidence of skin tears. *Int Wound J*, **11**(4)：446-453, 2014.
17) 内山　聖：臨床検査のガイドライン 2005/2006 症候編浮腫．日本臨床検査医学会ガイドライン作成委員会，pp. 14-19，2006.

MB Med Reha **No.271**：**59-62**, 2022

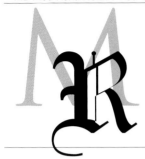

特集／リハビリテーション現場で知っておきたい高齢者の皮膚
トラブル対応の知識

高齢者の IAD 対応：排泄の自立支援

小柳礼恵*

Abstract　人間にとって排泄は生理的欲求の基礎にあるものである. また, 排泄は患者の羞恥心と尊厳にかかわることであり排泄自立を維持することが患者の QOL(quality of life)の維持にもつながる.

排泄ケアは排泄機能障害とともに排泄行動をいかに維持するか, 改善するかが焦点になる. 排泄機能の評価は医師, 看護師が診療とフィジカルアセスメントにより評価するが, 排泄行動の評価は神経系, 運動系の評価が必要となりリハビリテーション職の役割が非常に重要となってくる. 近年では排泄関連のチーム医療の推進も重要視され診療報酬制度の改定も進められている.

今後, 多職種が連携して排泄を機能的に運動的に評価しサポートすることが望まれる.

Key words　失禁関連皮膚炎(incontinence-associated dermatitis；IAD), 失禁(continence), チーム医療(team medicine)

I. はじめに

人間にとって排泄は生理的欲求の基礎にあるものである. また, 排泄は患者の羞恥心と尊厳にかかわることであり排泄自立を維持することが患者の QOL(quality of life)の維持にもつながる.

排泄障害には排尿障害, 排便障害がある. そして, 禁制が保てない失禁, 排泄できない排泄困難がある. しかし, その原因は多数あり, アセスメントをしたうえでケア方法を検討することが重要である.

排尿ケアについてはすでに支援体制が整っている. 2016 年には排尿自立指導料が算定開始となり, 2020 年には排尿自立支援加算, 外来排尿自立指導料が加算となり, 入院患者だけではなく退院後もフォローアップする体制が作られた. チーム医療として治療, 看護, リハビリテーションによ

る支援体制が作られ排尿機能, 運動機能をアセスメントし, かかわっている. 排便については便失禁に注目した IAD(incontinence-associated dermatitis：失禁関連皮膚炎)の予防と管理方法が確立され日本創傷・オストミー・失禁管理学会から「IAD 重症度評価スケール」「IAD ベストプラクティス：IAD-set」が作成されている.

排泄障害の中の失禁については, 排泄障害だけではなく, その後の IAD が発生することにより, さらに QOL が低下することが予測されるため, 予防的なかかわりが重要である.

II. IAD 予防を目標とした排尿ケア

1. 排尿自立ケア導入時のアセスメント方法

排尿自立支援加算対象の患者は尿道カテーテルを留置している患者であり, 病棟スタッフにより抜去後の状況を予測し, ケア介入準備をする. 排

---

* Hiroe KOYANAGI, 〒470-1192 愛知県豊明市沓掛町田楽ヶ窪1-98　藤田医科大学保健衛生学部社会実装看護創成研究センター, 講師

	スコア	0	1	2	
排尿自立度	移乗・移動	自立	一部介助	ほとんど介助	a
	トイレ動作	自立	一部介助	ほとんど介助	
	収尿器の使用	なし/自己管理	一部介助	ほとんど介助	
	パット・おむつの使用	なし/自己管理	一部介助	ほとんど介助	
	カテーテルの使用	なし/自己管理	導尿(要介助)	尿道留置カテーテル	b
下部尿路機能	尿意の自覚	あり	一部なし	ほとんどなし	
	尿失禁	なし	一部失禁	ほとんど失禁	
	24 時間排尿回数(/回)	～7 回	8～14 回	15 回～	
	平均 1 回排尿量(ml)	200 ml～	100～199 ml	～99 ml	
	残尿量(ml)	～49 ml	50～199 ml	200 ml～	

排尿自立度( )点＋下部尿路機能( )点＝合計( )点

a）リハビリテーションの視点　b）看護の視点

排尿自立に向けた計画策定
（排尿ケアアセスメント）

例)
・治療(手術，薬剤など)により生じ得る排尿障害のアセスメント
・日常生活上困難(排尿動作，排尿使用物品など)になることに関するアセスメント
・治療，年齢に伴う日常生活動作，治療に関する物品に伴う排尿行動の阻害などをアセスメント

看護計画	項　目	計　画
	排尿自立	
	下部尿路機能	
リハビリテーション		
薬物療法		
泌尿器科による精査・治療		

図 1. 排尿自立に向けてのケア計画書の一部
（日本創傷・オストミー・失禁管理学会：平成 28 年度診療報酬改定「排尿自立指導料」に関する手引き，2016. より一部抜粋）

尿ケアチームが尿道カテーテルを抜去すること，排尿ケアを進める際のアセスメント方法としては，下部尿路機能障害(**図 1**)に「排尿自立度」「下部尿路機能障害」[1]があり排尿自立度はリハビリテーションの視点と看護の視点からのアセスメントが必要となる．そして，それに伴う排尿状態のアセスメントを実施し，排尿自立に向けた計画を策定し「看護計画」「リハビリテーション」「薬物療法」「泌尿器科による精査・治療」を立案する．

看護としては日常生活の活動の中で「排尿自立度」をアセスメントする．動作から排尿の管理方法，下部尿路機能までトータルに評価するため，機能的な細かいアセスメントが不足していることがある．そのため，リハビリテーションの視点か

らのアセスメントがあったうえで排尿管理方法を検討し，それに伴う下部尿路機能障害の評価をすることが効果的であると考える．排尿ケアチームで活動をする際に，各職種の視点と介入方法について申し合わせをして計画立案をすることが望まれる(**図 1**)．

2．排尿自立ケアの実際

1）下部尿路機能障害とその対処

下部尿路機能障害のアセスメントをする場合は，まず尿が「出ない」か「漏れてしまう」のいずれなのか観察，情報収集が必要となる．また，それがどのような状況でどの程度起きていることなのかを確認する．

表 1. 排尿機能に関するアセスメント

項　目	アセスメント内容
排尿状態	尿の性状，1 日の排尿回数，尿意の有無，尿勢，残尿感，排尿時痛，排尿困難，尿閉，排尿方法
尿失禁に関する認識	尿意の有無，トイレ・便器の認識有無，尿失禁に対する状況の捉え方，希望　など
失禁状態	・いつどんな動作時に漏れるのか，どれくらい漏れるのか ・一度に漏れる量，回数 ・本当に漏れているのか，尿以外の漏れはあるか ・漏れていると認識したとき，途中で止められるか

a）アセスメント
(1) 排尿自立支援に関する診療の計画書からのアセスメント

- 尿が出ない：24 時間排尿回数，平均 1 回排尿量，残尿量
- 尿が漏れる：尿意の自覚，尿失禁

(2) 排尿機能に関するアセスメント[2]：**表 1** の項目をアセスメントし機能的な問題があり，排尿障害に至っているのかを確認し，支援計画を立案する．

2）排尿自立度とその対処

排尿機能と同時に排尿自立度のアセスメントを行うことにより，リハビリテーションに関する支援の必要性を明らかにすることができる．

a）アセスメント
(1) 排尿自立支援に関する診療の計画書からのアセスメント

移乗・移動，トイレ動作，収尿器の使用，パット・おむつの使用

(2) 排尿行動に関するアセスメント[2]：**表 2** の項目をアセスメントすることにより，排尿自立度が改善し排尿状態の改善へつながる支援計画の立案が可能となる．

Ⅲ．IAD 予防を目標とした排便管理

1．排便ケアを実施する際のアセスメント方法

高齢化社会，高度医療の発達による脳神経系疾患患者の増加による合併症の 1 つとして排泄障害がある．排便ケアを要する排便障害には便秘・便失禁・下痢などがある．排便のアセスメント方法としてはベッドサイドにおけるフィジカルアセスメントを含めた観察が必要となる．また，画像診

表 2. 排尿行動に関するアセスメント

項　目	アセスメント内容
排尿動作	トイレへの移動動作，衣服着脱動作，便器の使用動作，排尿・排便動作，後始末動作
自己管理状態	・失禁に対する自己対処方法 ・失禁用具の活用 ・使用頻度（交換頻度）
活動・休息	1 日の活動・休息パターン，睡眠パターン，日常生活動作の自立度・安静度，姿勢，体位と体位保持状況，病気・運動障害の状態
生活環境	トイレ環境（採光，換気，照明，色彩），社会資源，仕事・経済状況
社会資源	介護者の有無，尿失禁に対する考え方，活用している社会資源

断により便貯留状況から排便状況をアセスメントしケア計画を立案する方法がある．便が貯留しているかいないかの確認がないことは患者の苦痛となるため適切なアセスメントが重要である．

1）アセスメント

a）排便機能に関するアセスメント：排便機能に関するアセスメントは，排便回数，便の性状，腹部症状，腸蠕動の確認などのフィジカルを行う．これらは，非侵襲的なアセスメント方法であるが便の貯留は確認することができない．便が貯留していないにもかかわらず浣腸，下剤を投与することにより患者の苦痛を冗長する結果となる．そのため，画像によるアセスメントも並行して実施することが望まれる．方法は，腹部 X 線，CT があるがこれらは移動を伴い，侵襲を伴うことが予測される．そのため，近年では非侵襲性である超音波エコーを用いた画像アセスメントが推奨されている．ポータブルタイプの超音波装置を用いて超音波エコーで直腸内の状況を診断でき，直腸内の便塊貯留の有無がわかる．便塊の著明な貯留が疑われる場合，直腸肛門機能異常が示唆され

る[3].

超音波エコーは医師以外の看護師，理学療法士，作業療法士の使用も可能であることから，近年では排尿自立支援のアセスメントにも積極的に用いられている．便の貯留を確認しケアを検討する一連の方法については「エコーによる直腸便貯留観察ベストプラクティス」[3]によりエコーによる便の貯留に関するアセスメント方法が明確にされており，活用が進められている．

また，排便機能をアセスメントする場合には，患者の治療歴を十分確認したうえで，機能障害によるものか，精神的なものであるか，過去の治療歴に関連するものであるか，十分な確認をしたうえでケアを提供することが重要である．

ｂ）排便行動に関するアセスメント：排便行動に関するアセスメントは排尿行動に関するアセスメントに準ずる．便は消化酵素，皮膚への付着が高いためにIADへのリスクが非常に高い．排便機能より排便行動に関する問題がある場合はリハビリテーションにより適切な運動の改善や適切な介助ができることによりIADを回避することが期待される．具体的なケアについては本誌「IADとは」(pp.29〜33)を参考にしていただきたい．

Ⅳ．排泄障害とIAD

Ⅱ，Ⅲにおいて排尿・排便に関する排泄障害に対するケア，支援計画を立案する際に必要なアセスメント項目について説明した．アセスメントをして対処したが失禁状態となってしまった場合，または失禁状態から排泄障害が明らかになった場合はIADが発生していることが多い．発生後も適切なアセスメントを実施しケアを実施することにより改善が期待される．本誌「IADとは」(pp.29〜33)を参考にしていただき，ケア計画を立案したうえで排泄障害に対するケア，支援計画を立案しIADの悪化・予防をすることが期待される．

文　献

1) 一般社団法人 日本創傷・オストミー・失禁管理学会(編)：入院から外来まで「排尿自立」をサポートする「排尿自立支援加算」「外来排尿自立指導料」に関する手引き．照林社，2020.
2) 谷口珠実：問診の進め方．一般社団法人 日本創傷・オストミー・失禁管理学会(編)，排泄ケアガイドブック，pp.30-35，照林社，2017.
3) 一般社団法人 日本創傷・オストミー・失禁管理学会：エコーによる直腸便貯留観察ベストプラクティス，pp.12-14，照林社，2021.

四季を楽しむ

ビジュアル嚥下食レシピ 好評

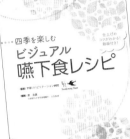

監修・執筆　宇部リハビリテーション病院
田辺のぶか，東　栄治，米村礼子

Swallowing Team

編集　原　浩貴（川崎医科大学耳鼻咽喉科　主任教授）

2019年2月発行　B5判　150頁　定価3,960円（本体3,600円＋税）

見て楽しい、食べて美味しい、四季を代表する22の嚥下食レシピを掲載！
お雑煮からバーベキュー、ビールゼリーまで、イベント食、お祝い食に大活躍！
詳細な写真付きの工程説明と、仕上げのコツがわかる動画で、作り方が見て
わかりやすく、嚥下障害の基本的知識も解説された、充実の1冊です。

目次

嚥下障害についての基本的知識

嚥下障害を起こしやすい疾患と全身状態
より安全に食べるために
1. 嚥下の姿勢/2. 嚥下訓練・摂食嚥下リハビリテーション/3. 食事介助を行う場合の留意点と工夫

レシピ
- 春　ちらし寿司/ひし餅ゼリー/桜餅/若竹汁/ぶりの照り焼き
- 夏　七夕そうめん/うな丼/すいかゼリー/バーベキュー
- 秋　月見団子/栗ご飯/鮭の幽庵焼き
- 冬　かぼちゃの煮物/クリスマスチキン/年越しそば/お雑煮/昆布巻き・海老の黄金焼き/七草粥/
  巻き寿司/いわしの蒲焼き
- その他　ビールゼリー/握り寿司
- Column　α-アミラーゼの秘密/大変身！簡単お肉料理アレンジ/アレンジ!!月見団子のソース ほか全7本

食べやすさ，栄養，見た目，味を追及したレシピ！

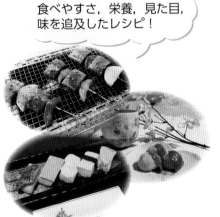

豊富な写真で工程が見てわかる！

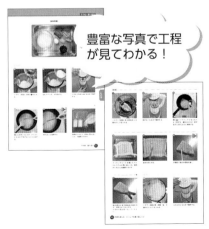

動画付きで仕上げのコツが見てわかる！

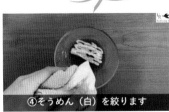

④そうめん（白）を絞ります

全日本病院出版会
www.zenniti.com

〒113-0033　東京都文京区本郷3-16-4　Tel：03-5689-5989
Fax：03-5689-8030

MB Med Reha **No.271**：64-77, 2022

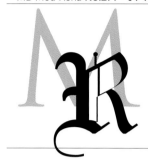

特集／リハビリテーション現場で知っておきたい高齢者の皮膚
トラブル対応の知識

高齢者の深部静脈血栓症予防用弾性ストッキングによる圧迫創傷予防の対応

木下幸子*

Abstract　我が国では，2004年に静脈血栓塞栓症の予防ガイドラインの策定，「肺血栓塞栓予防管理料」が保険収載され，深部静脈血栓予防用の弾性ストッキングや間欠的空気圧迫装置の使用が普及した[1][2]．これにより静脈血栓塞栓症による死亡は減少した一方で，弾性ストッキングによる圧迫創傷は頻度の高い創傷として国内外でその予防の必要性が述べられてきた[3]～[6]．日本褥瘡学会では，医療関連機器圧迫創傷（medical device related pressure ulcer；MDRPU）を定義し，広い意味では同じ圧迫創傷であるが，従来の自重による褥瘡（圧迫創傷）とは区別し概念図を示し，その予防と管理についてベストプラクティスを策定，MDRPUの予防に関するフローチャートを作成し，圧迫創傷を予防するための手順を示している．深部静脈血栓症を予防するための圧迫療法は，手術患者だけでなく，非手術患者においても重要であり，その対象は高齢者であることは少なくない．高齢者の皮膚は，別稿で述べられているように加齢による皮膚の変化や疾患の合併などの様々な要因により，脆弱で傷つきやすい．したがって自重による褥瘡のみならず，使用される医療機器や用具による医療関連機器によって生じる圧迫創傷の予防ケアは重要である．ここでは，日本褥瘡学会の策定したベストプラクティスに基づき，高齢者の深部静脈血栓症予防のための弾性ストッキングによって生じる圧迫創傷の予防とケアについて述べる．

Key words　医療関連機器圧迫創傷（medical device related pressure ulcer；MDRPU），DVT予防用弾性ストッキング（elastic stockings for DVT prevention），末梢循環障害（peripheral circulatory disorder），脆弱な皮膚（vulnerable skin），スキンケア（skin care）

深部静脈血栓塞栓症予防のための圧迫療法

深部静脈血栓症（DVT）と肺塞栓血栓症（PTE）は総称して，静脈血栓塞栓症（VTE）という[1]．静脈血栓形成にかかわる要因として，Wirchowが提唱した3因子，静脈のうっ滞，静脈壁の異常（血管内皮障害），血液凝固能の亢進があり，周術期の入院患者，内科疾患の急性期などで高率かつ重複して存在するとされている（**図1**）．周術期患者におけるDVT予防として，弾性ストッキング（ES）や間欠的空気圧迫装置（IPC）を適応とするリスクの階層が提示され，推奨する予防方法が提示されている（**表1, 2**）．何らかの手術を受ける患者の多くが，ESまたはIPCの使用が推奨される対象となる．またVTEの付加的な危険因子の強度として，高齢，長期臥床，うっ血性心不全，呼吸不全などが提示されており（**表3**）[1]，小林は，内科領域の入院患者においてもリスク評価，リスクレベルに応じたDVT予防の必要性を述べており[1]，DVT予防対策が必要な対象は少なくない．

* Sachiko KINOSHITA, 〒501-3993 岐阜県関市桐ヶ丘2-1　中部学院大学看護リハビリテーション学部看護学科基礎看護学／皮膚・排泄ケア認定看護師／保健学博士

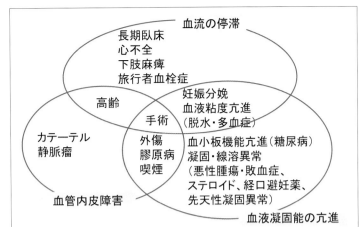

図 1.
血栓形成の要因 Wirchow の 3 徴とその代表的な病態・疾患
(岩井武尚(編):新弾性ストッキング・コンダクター(第 2 版)、へるす出版、2019. より)

図内のテキスト：
- 血流の停滞
  - 長期臥床
  - 心不全
  - 下肢麻痺
  - 旅行者血栓症
- 高齢
- 妊娠分娩
  - 血液粘度亢進
  - (脱水・多血症)
- 手術
- カテーテル
- 静脈瘤
- 外傷
- 膠原病
- 喫煙
- 血小板機能亢進(糖尿病)
  - 凝固・線溶異常
  - (悪性腫瘍・敗血症、ステロイド、経口避妊薬、先天性凝固異常)
- 血管内皮障害
- 血液凝固能の亢進

表 1. 各領域の静脈血栓塞栓症(VTE)リスクの階層化

リスクレベル	一般外科・泌尿器科・婦人科手術
低リスク	60 歳未満の非大手術 40 歳未満の大手術
中リスク	60 歳以上、あるいは危険因子のある非大手術 40 歳以上、あるいは危険因子がある大手術
高リスク	40 歳以上のがんの大手術
最高リスク	VTE の既往あるいは血栓性素因のある大手術

総合的なリスクレベルは予防の対象となる処置や疾患のリスクに付加的な危険因子を加味して決定される。
大手術の厳密な定義はないが、すべての腹部手術あるいはその他の 45 分以上要する手術を大手術の基本とし、麻酔法、出血量、輸血量、手術時間などを参考として総合的に評価する。
(文献 2 より)

表 2. 一般外科・泌尿器科・婦人科手術(非整形外科)患者における VTE のリスクと推奨される予防法

リスクレベル	推奨される予防法
低リスク	早期離床および積極的な運動
中リスク	早期離床および積極的な運動 弾性ストッキングあるいは IPC
高リスク	早期離床および積極的な運動 IPC あるいは抗凝固療法[*,+]
最高リスク	早期離床および積極的な運動(抗凝固療法[*]と IPC の併用)あるいは(抗凝固療法[*,+]と弾性ストッキングの併用)

[*]腹部手術施行患者では…略。予防の必要な…略。最高リスクにおいては、低用量未分化ヘパリンと IPC あるいは弾性ストッキングとの併用。必要ならば、用量調節未分画ヘパリン(単独)、用量調節ワルファリン(単独)を選択する。
[+]出血リスクが高い場合は、抗凝固薬の使用は慎重に検討し IPC や弾性ストッキングなどの理学的予防を行う。
(文献 2 より)

表 3. 静脈血栓塞栓症(VTE)の付加的な危険因子の強度

危険因子の強度	危険因子
弱い	肥満 エストロゲン治療 下肢静脈瘤
中等度	高齢 長期臥床 うっ血性心不全 呼吸不全 悪性疾患 中心静脈カテーテル留置 がん化学療法 重傷感染症
強い	VTE の既往 血栓性素因 下肢麻痺 ギプスによる下肢固定

(文献 2 より)

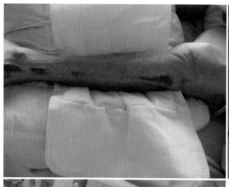
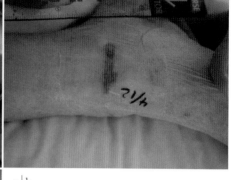
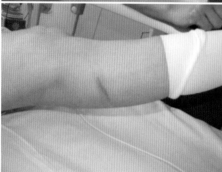

図 2.
DVT 予防用弾性ストッキングによる
圧迫創傷
 a：骨突出部：脛骨部
 b：関節可動部：足関節部
 c：柔らかい部位：腓腹（下腿後面）

弾性ストッキングによる圧迫創傷（図2）

　DVT 予防のための圧迫療法には，ES や IPC，弾性包帯があるが，ES は，Sigel 理論に則って，段階的圧力が加わるように設計されている[7]．また IPC は製品によって様々であるが約 40〜60 mmHg の圧迫が加わる．したがって，対象により末梢循環障害や DVT の急性期など，禁忌または慎重使用とされる場合がある[8][9]．ES や IPC による圧迫創傷の好発部位は，骨突出である脛骨部や腓骨部，自重の褥瘡との区別は困難であるが内果・外果，踵部など，関節可動部である足関節，足趾の関節部の他に，ES に特徴的である腓腹（下腿周囲，下腿後面，膝下など）の柔らかい部位が報告されている（図2）[10]〜[12]．

弾性ストッキングによる圧迫創傷の予防

　日本褥瘡学会では MDRPU 発生概念図（図3）を作成し，DVT 予防のための ES や IPC の着用にあたり，MDRPU 予防のためのフローチャートを示した（図4）．まず，対象に対し機器装着の決定，指示がなされるが，ここで，看護師および関係する医療スタッフは，適応および不適応，禁忌の対象の検討などのアセスメントを行う．着用（使用）前に適応となる対象の全身状態，局所状態のアセスメント，フィッティング，着用中の観察とケアを行う．着用前には，まず，適応となる対象が適切に選択されているか，慎重使用や禁忌使用の対象となる末梢循環や皮膚のアセスメントがなされているかである．そして着用中のケア計画を立てていく．

1．着用前のアセスメント
1）着用前のアセスメントのポイント
a）個体要因の視点
（1）局所状態：

- 高齢者特有の菲薄化した脆弱な皮膚ではないか
- 骨の変形はないか，突出の程度はどうか
- 末梢循環障害はないか
- 知覚障害はないか

（2）全身状態：

- 患者の認知障害はないか
- 全身状態の変化はないか（術後，心機能・腎機能の変化，浮腫の悪化のリスク）
- 抗凝固薬などの影響で，皮下出血，紫斑，血腫などはないか

　個体要因の視点から，高齢者特有の菲薄化した

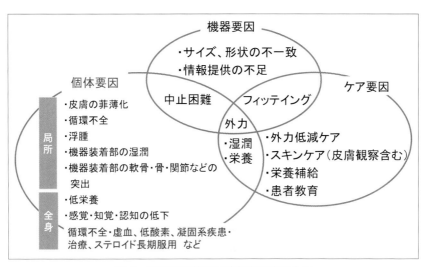

図 3. 医療関連機器圧迫創傷発生概念図

（日本褥瘡学会（2016 年）より一部改変）

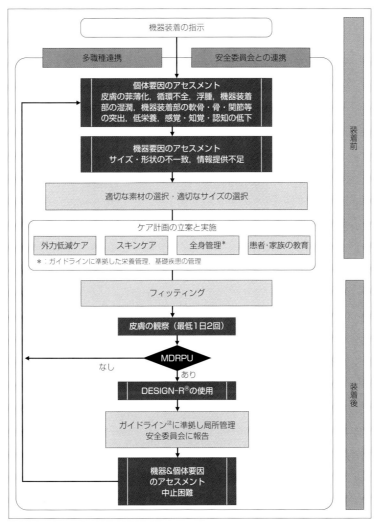

図 4. 医療関連機器圧迫創傷予防のためのフローチャート

注）ガイドライン：文献 11　　　　　　　　　　　（文献 11 より引用）

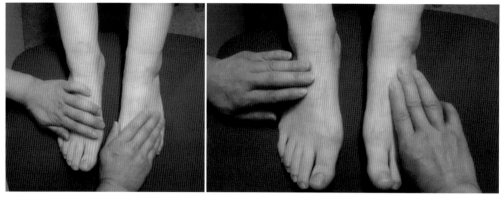

図 5. 下肢の末梢循環のアセスメント
足指の冷感，足背動脈・後脛骨動脈の触知を確認．両側を同時に確認し，左右差はないかをみる．

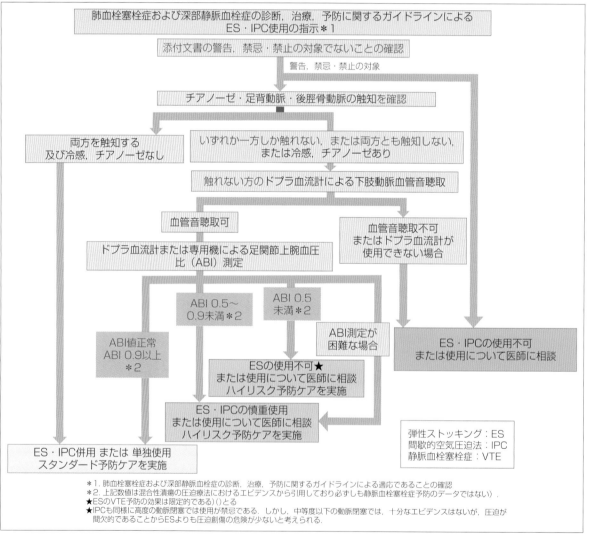

図 6. DVT 予防用弾性ストッキング(ES)・間欠的空気圧迫法(IPC)装着前のフローチャート：理学所見
（文献 11 より引用）

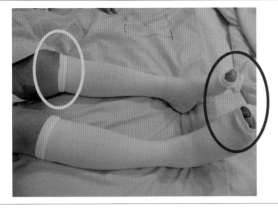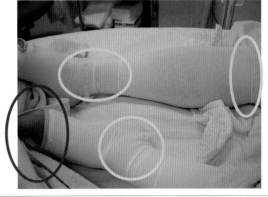

図 7. DVT 予防用弾性ストッキングによる圧迫創傷の原因
- 弾性ストッキングのフィッテイング（履かせ方）において，引っ張り過ぎによるしわの発生
- 弾性ストッキングの長さが，患者に合わず，膝下でしわが発生
- モニターホールにおけるしわや足趾の露出
などにより圧迫創傷が生じる

脆弱な皮膚では，ストッキングの着脱時の刺激やしわによる刺激で，容易に皮膚損傷が生じる．また，やせや筋力低下による骨突出，骨の変形では圧迫療法による圧が患者にとって循環障害が生じる圧となり得る．末梢循環に関連する疾患や抗凝固薬やステロイドの長期服用，神経障害を有する疾患を合併している場合はコントロールは良好か，痛みやしびれが訴えられる知覚や認知の状態に問題はないかなどを ES や IPC を使用する前にアセスメントする必要がある．例えば，2015 年に示された脳卒中ガイドラインでは，「脳梗塞急性期において，下肢の麻痺を有する急性期脳梗塞患者では，段階的弾性ストッキングの深部静脈血栓症の予防効果について科学的根拠がないので，勧められない」（グレード C2）[13]，「脳出血急性期で麻痺を伴う場合，弾性ストッキング単独の深部静脈血栓症予防効果はないため，行わないよう勧められる」（グレード C）[14]とされている．圧迫療法の適応ではない病態を周知し適応となる対象，慎重使用となる対象，禁忌となる対象をアセスメントする．末梢循環の状態によって，圧迫により末梢の循環を悪化させる恐れがある．着用前に，末梢循環のアセスメントは重要である．まず，臨床で実施できる下肢の冷感の有無，動脈の触知を行う（**図 5**）．そしてリスクのある患者では，下肢の血

圧測定や足関節/上腕血圧比（ABI）や TBI の情報を得る．脚関節血圧が 65 あるいは 80 mmHg 未満では着用について注意喚起されている[8)9)]．ベストプラクテイスでは ABI が 0.9 未満では，ハイリスクで予防ケアが必要な対象とし，医師との相談を行い慎重に検討するとしている（**図 6**）[11)]．

2．着用前の弾性ストッキングの選択，着用時のアセスメント

1）ES の選択，着用時のポイント

a）機器要因，および機器・ケア要因（フィッテイング）の視点

- メーカーの示した足の部位が正しく測定できているか
- 計測したサイズに合った製品の選択ができているか
- 着用時適切な着用ができているか
  - ・ポジションマーカーがずれていないか
  - ・引っ張り過ぎた着用でかえって，リム（上端部）の部分がしわや丸まっていないか
  - ・リムが腓骨頭の辺りより上にまで位置し，膝関節でしわになっていないか

小柄な高齢の日本人の場合，既成の ES では既存の ES のサイズが下腿長に対し，長すぎて膝関節部にしわができやすい場合がある（**図 7**）．下腿長が合わない場合，下腿周囲径が合わない場合な

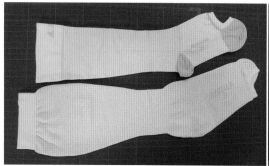

a：上：アンシルク®・プロ J キープケア
　　下：アンシルク®・プロ J （アルケア）

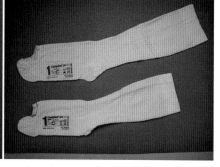

b：上：コンプリネット® レギュ
　　ラータイプ
　　下：コンプリネット® ショート
　　タイプ （テルモ）

- ● ES のサイズ
- ・サイズ表の境界で迷った場合
　　⇒サイズ表の中央に近いほうを選択
　　　迷う場合は大きいサイズを選択する
- ・サイズ表にない場合
　　⇒弾性包帯の選択
- ● ES の長さ
- ・製品の長さと患者の下腿長が合わない場合
　　⇒短い製品のものを選択
　　　同じメーカーにもショートタイプがあるものがある
　　⇒弾性包帯を選択

図 8.
ES の選択

どがある．このような患者には，短いサイズの製品を選択する，または弾性包帯に変更する必要がある．メーカーにより標準タイプ，ショートタイプがあり，患者に合わせて選択する（**図 8**）．

高齢者特有の菲薄化した脆弱な皮膚のケア

別稿に述べられているように，高齢者においては，表皮は菲薄となり，真皮層の膠原線維の劣化に伴い弾力性が失われる．そして，皮脂の分泌は減少することから乾燥していることが多い．これらは，自重の褥瘡の発生リスクと同様に，外力に対し損傷しやすい状況となる．スキン-テア（表皮裂傷）の原因ともなり得る．皮膚の観察を行い，機器の選択を行う．皮膚の保湿をはかるとともに，しわが寄っても戻らないように皮膚の弾力性のない場合では，ES の着用時は愛護的なフィッティングが必要である．または，綿包帯（オルソパッド® など）を巻いたのち，弾性包帯を巻く方法を選択する（**図 9**）．

1．乾燥に対するケア

乾燥が著明な場合は，脱水などのアセスメントと対応を行いつつ，清拭や入浴後，伸びの良い

ローションやクリームタイプの保湿剤を塗布し着用する．皮膚に伸びが良い，べとつかない保湿剤を塗布する．べとつく軟膏タイプは，弾性ストッキングの繊維を劣化させる恐れがあるとされるためである．

骨突出に対するケア

歩行する機会が減っているやせの高齢者では，下肢の筋肉の減少，クッションとなる皮下脂肪が少なく，骨突出が著明となり圧迫を受けやすい状況となる．脛骨，腓骨が切り立ったように著明に突出している場合がある（**図10**）．このような部位は，ラプラスの法則により，突出部の圧は脹脛部より高くなりその圧迫による刺激を受けやすい[9]．また，外反母趾や関節リウマチの合併などにより足趾の変形がみられる部位の観察も重要である．ES や IPC の使用を行う場合は，綿包帯などを使用したうえで着用する．または，弾性包帯の選択を行う．内果・外果，踵部は，自重による褥瘡が生じる部位でもあり，ES や IPC によるものかの判断は困難な場合がある．体位変換を含めた外力低減のケアに努める．

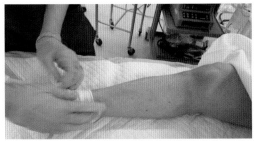

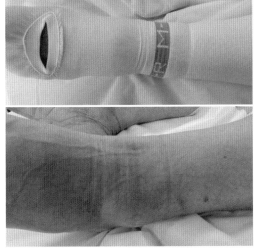

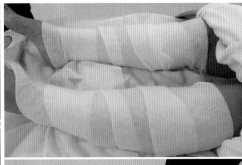

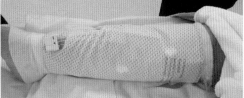

図 9. オルソパッド®（包帯状ポリウレタン繊維）（アルケア）の使用例

a	
b	c

手術室での弾性ストッキング，間欠的空気圧迫装置の管理例

a：病室で着用した弾性ストッキングを脱がせ，手術前に皮膚の観察

b：皮膚の食い込み脛骨の発赤など確認したら，医師に報告相談し，ES は中止し，
　オルソパッドを使用し，IPC のみとする．

c：オルソラップを巻き，IPC のみ着用手術後に皮膚の観察

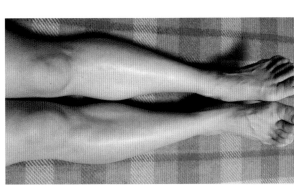

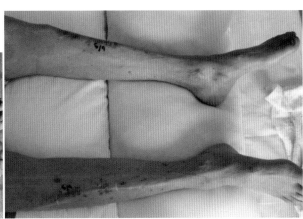

a：50 代，健常成人の下腿，BMI：22.0，普通に日常
　生活，歩行をしており，脛骨の突出はみられない．

b：70 代後半，BMI：20.0，重篤な心疾患で自力歩行困
　難な高齢者．下腿腓腹部の皮下脂肪，前脛骨筋が少な
　く，脛骨の突出が著明である．

図 10. 著明な骨突出

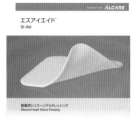
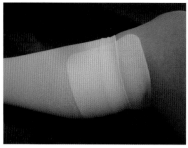

エスアイエイド®(アルケア)

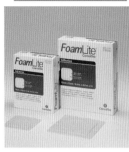
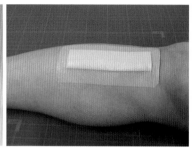

ふぉーむらいと®(コンバテック)

●ドレッシング材の貼付
　＊貼付は本来避けたい
　＊圧迫療法に影響がないこと，厚みに注意
　　⇒　厚みがない，ずれない
　　　　かえって食い込んでいないか(浮腫の著明な場合)
　＊脆弱な皮膚に対して刺激がない
　　⇒　シリコンベースが望まれる
●ドレッシング材の種類
　・ふぉーむらいと®(救急絆創膏：コンバテック)
　・リモイスパッド®(高すべり性スキンケアパッド：アルケア)
　・エスアイエイド®(創傷用シリコーンゲルドレッシング：アルケア)
　＊ハイドロコロイド材は避けたい
　　⇒　粘着力が強く皮膚障害が生じる可能性がある
●創傷被覆材(予防的使用には保険適応されない)
　・ポリウレタンフォーム材
　　(ハイドロサイト AD ジェントル®：スミスアンドネフュー)
　・ハイドロコロイド材(デュオアクティブ CGF®：コンバテック)
●貼付方法
　・脛骨骨上に貼付……過度な圧迫に注意
　・脛骨を挟んだ両側に貼付
　＊重ね貼りはしない
　　⇒　ずれる可能性，過度な圧迫につながる可能性

図 11.
骨突出部などの皮膚の保護

1．突出部が著明な場合のケア(皮膚の保護)

　突出部位にドレッシング材を貼付することは，圧迫療法に影響を与えないか注意が必要であり，本来使用は避けたい．骨突出部位を保護しながらドレッシング材を貼付する場合には，圧迫療法に影響を与えない，また粘着力で皮膚に影響を与えない非固着性のものを選択する．図7で示したよ うな綿状包帯を置いて着用する，または，シリコーン基材の製品の貼付をして着用する．弾性包帯への変更を検討する(図11)．シリコーン基材のポリウレタンフォーム材である創傷被覆材(ハイドロサイト®など)を使用する方法もあるが，製品により硬さや厚みが異なり慎重な使用が必要であり，予防的に使用する場合は保険収載されていない．

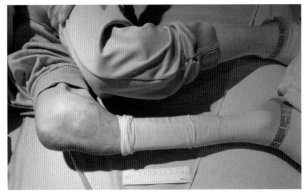

図 12. サイズの再計測，再選択の検討
前医より申し送られた ES をそのまま着用されていた
周囲径，下腿長から，サイズは不適応，弾性包帯への変
更が適切か検討する．

2．やせが著明な場合のケア

図 12 に示すようなやせが著明な患者に場合では，既成の弾性ストッキングは合わず，むしろ着用することでかえってしわが生じる原因となる．下腿のサイズ測定により，規格が合わない場合は弾性包帯を使用する．

知覚の認知の低下に対するケア

知覚の認知の低下は，ES や IPC による痛みや痒みの訴えが十分にできない．糖尿病などによる末梢神経障害，脊椎疾患などによる知覚麻痺，認知症や精神疾患などがある場合，疼痛やしびれに対して訴えが十分にできない．このような患者にES や IPC を使用する場合は，知覚麻痺がないかの確認を行うとともに，慎重な使用と使用中の観察が重要となる．癌化学療法の有害事象により下肢のしびれなど末梢神経に障害をきたしている場合にも要注意である．本人の訴えによる確認ができないことから，注意深い観察を行うことが必要である．

また，患者によっては，術後の痛みは我慢しないといけないと思っている場合や，訴えることを遠慮する場合がある．機器の使用前に説明を行うとともに，使用後は声掛けだけでなく，手で触れて確認する．ブレーデンスケールなどから知覚の認知の低下のリスクアセスメント，統一したケア計画を立て皮膚の確認の方法を周知する．

1．知覚の認知の低下がみられる場合の確認

- 薬剤の使用などによるせん妄，意識障害の有無の確認
- 我慢や遠慮がないかの確認
- 末梢神経障害による知覚鈍麻の有無の確認

2．疾患の合併による皮膚の脆弱，末梢循環の不良

高齢者は，様々な疾患を合併していることが多い．脳血管障害により抗凝固薬の服用している場合，心疾患，腎疾患などにより下腿の浮腫を伴う場合，ステロイドの服用など，皮膚はさらに脆弱となりやすい．抗凝固薬服用中の患者では，軽い刺激によっても皮下出血を生じることがあり，ES のしわによる圧迫や丸まりにより加わる刺激により皮膚損傷やスキン-テアを生じやすい．ES は除去し綿包帯を使用し弾性包帯への変更により随時調節できるよう検討する．

3．ケア要因を視点として，その他の着用中の観察とケア

1）ES の管理

ES は下着と同様，毎日もしくは，少なくとも2，3 日ごとに交換し，清潔に保つ．製品の取り扱い説明に則り，中性洗剤，ネットの使用により洗濯を行う．弾性繊維の劣化を招くため，乾燥機の使用は禁忌である．

2）重篤な皮膚感染症や皮膚・爪疾患

重篤な爪白癬症など皮膚感染症，血糖コント

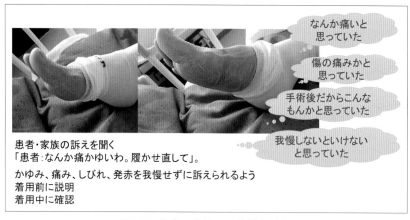

表 4. ケア計画の立案と実施(装着前から装着中)

MDRPU 予防のためのフローチャート	
外力低減ケア	履き直し,巻き直しのケア:しわ,よじれ,丸まりをなくす 踵,ポジションマーカーの位置,モニターホールを合わせる 実施の頻度を計画
スキンケア	皮膚の観察:頻度,部位,少なくとも 2 回/日,計画し周知する ES:履き直しのケア 清潔ケア,乾燥,湿潤に合わせた皮膚のケア
全身管理	循環動態,栄養状態など改善に努める 全身状態,局所状態に合わせリスクのアセスメント
患者・家族の教育	違和感,疼痛,しびれ,痒みがあれば訴えることを説明
フィッティング	適切な履き方:引っ張り過ぎない,フットスリップの使用,モニターホール,ポジションマーカーを合わせる

(文献 11 より引用)

ロール不良な糖尿病患者の胼胝,陥入爪などは,炎症や感染の悪化を引き起こす可能性があり,対応する.

3)介護者や家族への説明や指導

皮膚の観察や機器についてや,患者の訴えについて,介護者や家族にも説明を行い,異常に気付いた場合は,医師,看護師ほか,医療スタッフに相談するよう説明しておく(図13).

まとめ

以下のようにケア計画について表4にまとめた.患者の状態は変化する可能性がある.また,機器も様々で新しいものも増えてくる.以下の視点から,個々に合ったケアの計画を立て使用前からケアに取り組みたい.

1. ケア計画の立案と実施着用前から着用中のケア

- 外力低減ケア
- スキンケア(図14)
- 全身管理
- 患者・家族の教育
- フィッティング(着用のしかた)(図15)

1)外力低減のケア

ES のしわやねじれ,丸まり,ねじれた IPC の着用は,都度,観察を行い,履き直しや巻き直しのケアを行い,しわや丸まりをなくすケアを行う.不随意な動きが頻回にある場合には注意が必要である.

2)スキンケア

着用中の皮膚の観察の頻度と部位を,1日に2回を目安として皮膚の観察を推奨している.しかし患者の状態によって異なると考えられ,病棟単

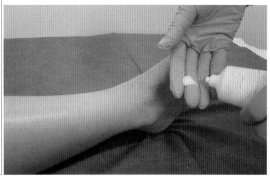

- ●皮膚の観察
- ・少なくとも 2 回/日，部署の特殊性により計画
- ・好発部位(骨や腱の突出部，関節部，脹脛など)の観察
- ＊ストッキングによる接触性皮膚炎との鑑別
- ＊白癬症などの治療
- ＊蜂窩織炎など感染，炎症の鑑別
- ●乾燥した皮膚に対する保湿剤の塗布
- ・べとつく軟膏，過度な量の塗布は，素材の劣化につながる
- ・伸びの良いクリームタイプの使用
- ・菲薄化した皮膚においては，スキンテアのリスクともなる
- ●発汗などによる湿潤
- ・1 回/日の清拭,
- ・蒸れない寝具，寝衣の工夫

図 14. スキンケア

ベーテル保湿ローション® などの塗布

(日本創傷・オストミー・失禁管理学会：スキン-テアの予防と管理　ベストプラクティス，2015. より引用)

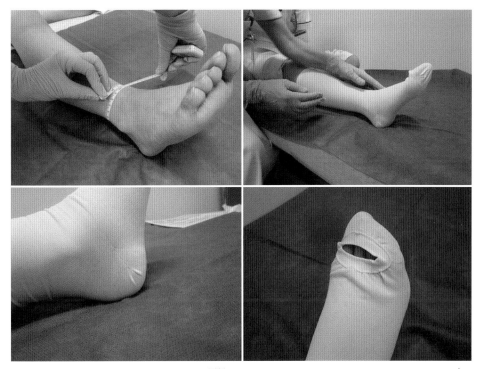

図 15. ポイント！　弾性ストッキングのフィッティング

a	b
c	d

　　a：必要に応じてサイズの再計測
　　　　浮腫の減少，状態の変化でサイズ変化がみられた場合
　　b：引っ張り上げない，ねじれないように皮膚に置くように履く．履いた後に
　　　　全体に触れてよれを直す．
　　c：踵を合わせる．ポジションマーカーを合わせる．
　　d：モニターホールの位置を合わせる．

（文献 11 より一部改変）

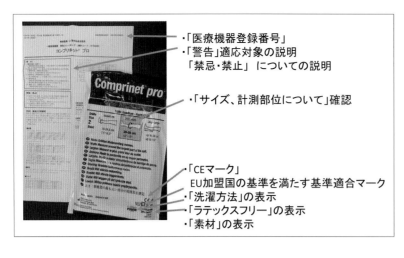

・「医療機器登録番号」
・「警告」適応対象の説明
　「禁忌・禁止」についての説明

・「サイズ、計測部位について」確認

・「CEマーク」
　EU加盟国の基準を満たす基準適合マーク
・「洗濯方法」の表示
・「ラテックスフリー」の表示
・「素材」の表示

図 16.
製品の添付文書，取り扱い説明書
の熟読，理解
（コンプリネットPro®（テルモ）の例）

位，個々によりさらに頻回な観察の対応を検討す
る．観察部位は骨突出部位である，脛骨部，腓骨
部，足趾関節部であり，内果・外果部や踵部は，
ES によるものばかりでなく自重による褥瘡の発
生リスクも考え，予防ケアを実施する．関節部位
は，しわが重なりやすい部位であり，特に足関節
部（足首），膝関節部付近に注意して観察する．足
趾の関節部位はモニターホールのしわが生じやす
い）．しわを補正するケアを行うとともに，履かせ
方や製品が適切か検討する（**図16**）．圧迫創傷の有
無を観察するだけでなく，循環障害の有無をみる
ために皮膚の色調の変化も観察する．触診により
循環障害の有無をアセスメントする．冷感の有
無，足背動脈・後脛骨動脈の触知，その左右差を
みて，以上の有無を記録する．

3）フィッティング

　術後の状態，全身状態の変化に応じた再計測，
再選定を行う．術後や全身状態の変化により下肢
の浮腫が変化する可能性もある．浮腫の増悪がみ
られた場合は，再計測し，値により再度サイズ変
更を行う．または，弾性包帯に変更する．

4）圧迫創傷発症時のケア

　上記の観察やケアを行い，持続する発赤がみら
れた場合は，医療スタッフ間で ES の中止の検討
をする．いつでも弾性包帯への変更ができる体制
や物品の準備を行う．

文　献

1) 黒岩政之：最近の動向，小林隆夫（編著），静脈血
　栓塞栓症ガイドブック改訂 2 版，pp.35-44，中外
　医学社，2010.
2) 日本循環器学会合同研究班（編）：肺血栓塞栓症お
　よび深部静脈血栓症の診断，治療，予防に関する
　ガイドライン（2017 年改訂版），2018.〔http://
　www.j-circ.or.jp/guideline/pdf/JCS2017_andoh_
　h.pdf〕（2021.3.22 閲覧）
3) Black JM, et al：Medical device related pressure
　ulcers in hospitalised patients. *Int Wound J*, **7**：
　358-365, 2010.
4) Coyer FM, et al：A prospective window into
　medical Device related pressure ulcers in inten-
　sive care. *Int Wound J*, **11**：656-664, 2013.
5) 野村好美ほか：医療機器による褥瘡の現状と医療
　機器の分類による対策指標．褥瘡会誌，**14**(4)：
　553-557，2012.
6) 川端明子：静脈血栓症予防のための間欠的空気圧
　迫装置使用中に発生した褥瘡の 2 症例．褥瘡会
　誌，**9**(4)：535-539，2007.
7) Sigel B, et al：Type of compression for reducing
　venous stasis. A study of lower extremities dur-
　ing reactive recumbency. *Arch Surg*, **110**：171-
　175, 1975.
8) 平井正文：臨床応用編，データーとケースレポー
　トから見た圧迫療法の基礎と臨床．pp.45-113，
　メディカルトリビューン，2013.
9) 保田知生，孟　真：第 4 章圧迫療法を理解する．
　孟　真，佐久田斉（編），新　弾性ストッキング・
　コンダクター第 2 版，pp.66-111，へるす出版，
　2019.
10) 杉山　悟ほか：弾性ストッキングの合併症に関す
　るサーベイ．静脈学，**4**(25)，2014.
11) 木下幸子ほか，日本褥瘡学会（編）：深部静脈血栓
　塞栓症予防用弾性ストッキングおよび間欠的空

気圧迫装置, 医療関連機器圧迫創傷 MDRPU ベストプラクテイス予防と管理, pp. 24-38, 照林社, 2016.

12) Kinoshita S, et al：Morphological characteristics of pressure ulcers due to elastic compression stockings and factors associated with their occurrence. *J Jpn WOCM*, **25**(3)：611-621, 2021.

13) 日本脳卒中学会 脳卒中ガイドライン委員会（編）：Ⅱ脳梗塞・TIA, 1 脳梗塞急性期, 1-16 深部静脈血栓症および肺塞栓症への対策. 脳卒中治療ガイドライン, pp. 79-80, 2015.

14) 日本脳卒中学会 脳卒中ガイドライン委員会（編）：Ⅲ脳出血, 3 高血圧性脳出血の合併症治療, 3-2 深部静脈血栓症および肺塞栓症への予防. 脳卒中治療ガイドライン, pp. 149-150, 2015.

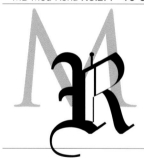

特集／リハビリテーション現場で知っておきたい高齢者の皮膚トラブル対応の知識

皮膚トラブル予防のために活かせるリハビリテーション的視点

神野俊介*

Abstract　圧迫やずれ，痛みなどの侵害・不快刺激が皮膚に加わると，中枢神経を介して交感神経が亢進し，心身の緊張が高まる．したがって，高齢者の脆弱な皮膚に外的な刺激を与える不適切なケア（安楽ではない不良座位姿勢，苦痛や恐怖を与える力まかせの動作介助など）が日常的に存在すると，褥瘡やスキン-テアなどの皮膚トラブルを生じるだけでなく，心身の緊張を高めて様々な二次的障害を引き起こし，最終的にはひととしての尊厳ある暮らしを脅かす可能性がある．
　我々リハビリテーション職はこのことを念頭に，専門的な視点を活かした他職種へのケア提案を通じて，対象者が安心できる療養環境をより良く整え，皮膚トラブルや重度化の予防につなげていくことが重要な役割である．

Key words　褥瘡予防(prevention of pressure ulcer)，スキン-テア(skin tear)，体圧(interface pressure)，摩擦・ずれ(friction and shear)，姿勢(posturing)，車いす(wheel chair)，介護者(caregiver)

はじめに

高齢者の皮膚トラブルとのかかわりについて，我々リハビリテーション職は褥瘡対策チームの一員として他職種と協働することが多い．日本褥瘡学会による褥瘡発生の概念図(**図1**)では，褥瘡発生の要因が個体要因と環境・ケア要因の2つに大別され，リハビリテーションは環境・ケア要因の中に位置付けられている[1]．個体要因を評価するリスクアセスメントスケールはブレーデンスケールやOHスケールなどの代表的なものが用いられる一方で，環境・ケア要因についてのリスクアセスメントスケールは現時点では確立されていない．しかしながら実際の医療介護現場では，個体要因のリスクアセスメントスケール上は褥瘡発生リスクがさほど高度ではないにもかかわらず，環境・ケア要因のほうに問題があったために皮膚に圧やずれなどが加わり，褥瘡発生に至るケースが少なくない．そして，そのように皮膚にストレスを与える何らかの不適切な環境・ケア要因が日常的に存在する場合は，褥瘡だけでなくスキン-テアなど皮膚トラブル全般の発生リスクが総じて高くなり，さらには後述するが，ひととしての暮らしそのものに悪影響を及ぼす可能性があると筆者は考えている．したがって我々リハビリテーション職は，対象者を取り巻く「ひと」や「もの」に着目し，不適切な環境・ケア要因を改善・除去できるようにリハビリテーション的な視点を活かして提案していくことで，皮膚トラブル予防に貢献でき，その方の望む健やかな暮らしをサポートできると考える．

本稿では主にリハビリテーション職の方々を読者対象として，皮膚トラブルを生じやすい日常的なケア場面を提示し，ケアを担う他職種との協業

* Shunsuke KANNO, 〒921-8043　石川県金沢市西泉2-1　やまと＠ホームクリニック理学療法士／介護支援専門員

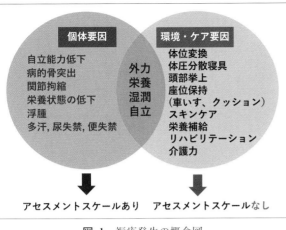

図 1. 褥瘡発生の概念図

（文献 1 より）

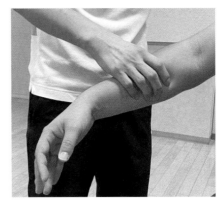

図 2. 指先を曲げて上から掴む不快
な触れ方・動かし方

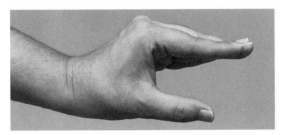

図 3. 適切な触れ方（虫様筋握り）

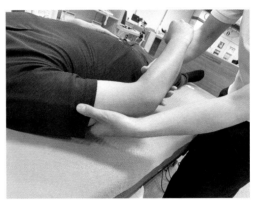

図 4. 適切な動かし方（下から支えるように
して動かす）

にあたりリハビリテーション職が提言・共有すべき視点について述べる.

皮膚に加わる外的刺激の影響

皮膚や筋・腱などの軟部組織には無数の感覚受容器が存在しており, 圧迫やずれ, 痛み, 不快といった侵害・不快刺激がこれらの皮膚や軟部組織に加わると, 中枢神経を介して防御反応(位置を変える, 動く, 動きを止めるなど)が生じると同時に, 交感神経が緊張して筋緊張が高まる[2].

すなわち, 皮膚に加わる何らかの外的な不快刺激(例えば, 車いす上で殿部が前方へずり落ちた「すべり座り姿勢」のままで長時間過ごす, ベッド上での上方移動の際に殿部を引きずって動かされるなどの場面)は, 皮膚組織に損傷を与えるだけではなく, それに伴って対象者に与える痛みや不快感, 恐怖心などで全身的な緊張を高める可能性がある, ということである. 常に心身の緊張を強いられ, ガチガチに力んだまま過ごされている対象者が, 果たして自分の望むような健康で豊かな生活を実現できるであろうか. 我々リハビリテー

ション職は, 皮膚に加わる外的な刺激が皮膚トラブルの引き金となるのみならず, ひととしての尊厳ある暮らしを脅かす可能性があるということにまず思いを馳せるべきと考える.

ケア場面におけるリハビリテーション的視点

以下に, 高齢者の皮膚トラブルを生じやすい日常的なケア場面を挙げ, 各々の対処法について述べる.

1. 身体の触れ方・動かし方

皮膚の脆弱な高齢者に介助やケアを行う際, 指先を曲げて皮膚を上から掴んで関節を動かすと(図2), 皮膚に外力が加わりスキン-テアや不快刺激の原因となるほか[3], 痛みを生じ逃避反射を引き起こし, 筋緊張亢進・拘縮助長につながる可能性がある[4]. 指先を伸ばして指の根本を曲げる, いわゆる「虫様筋握り」での触れ方(図3)や[4], 手足を下から支える動かし方を用いることで(図4),

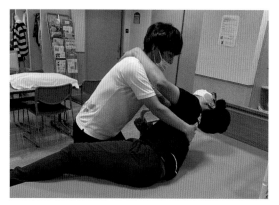

図 5. 介助者を引っ張る起き上がり動作

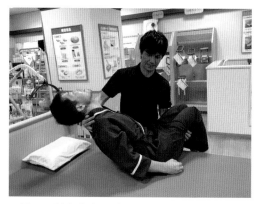

図 6. 対象者を V 字にする力まかせの起き上がり動作介助

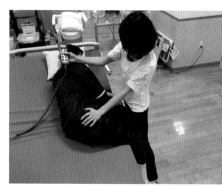
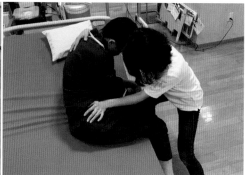

図 7. 側臥位からベッド背上げを用いた起き上がり動作介助

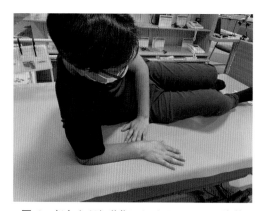

図 8. 起き上がり動作における on elbow 姿勢

皮膚への外力や不快感を減らし安心感をもたらすことができる[3].

2. 起き上がり動作の介助

　ベッド上仰臥位からの起き上がり動作の際に，対象者が介助者やベッド柵を引っ張って起き上がろうとする場面（図5）や，介助者が対象者の頸部と膝窩部に手を入れて身体を V 字にし，一気に抱え上げている場面（図6）を目にすることがある.

このような起き上がり方法ではベッドと仙骨部との間にずれ力が発生しやすい[5)6)]. 側臥位を経てベッド下へ下肢を下垂させ，ベッドの背上げ機能を用いて上体を起こし，そこから対象者の重心を前方へ移動させるように（上体が前かがみになるように）しながら介助すると，殿部皮膚へのストレスを軽減させることができる（図7）.

　ベッド仰臥位からの起き上がり動作はリハビリテーションでの練習頻度が多いプログラムでもあるが，上肢支持で上体を起こす姿勢（図8，いわゆる「on elbow」姿勢）では肘頭や前腕にかけて大きな荷重がかかるため，皮膚の脆弱な高齢者にとってはスキン-テアを生じる可能性がある. 対象者の皮膚が脆弱である場合は，on elbow 位を経た起き上がり動作の自立にこだわるのではなく，図7のように側臥位をとってから電動ベッドの背上げ機能を活用して起き上がる方法の習得が必要となる.

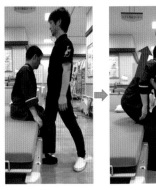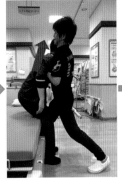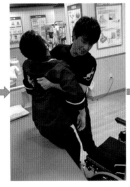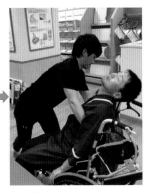

図 9. 力まかせに持ち上げ，足元が見えていない移乗介助

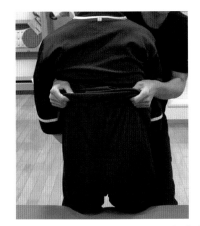

図 10. ズボンを引っ張る立ち上がり介助

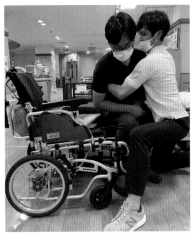

図 11. 移乗ボードを用いての移乗介助

3. 移乗・移動動作の介助
1）移乗動作の介助

　介助者が対象者の両膝の間に割り入ってから立ち上がりを介助すると，立ち上がり動作に必要な体幹の前傾と重心の前方移動を阻害してしまうため，重心が殿部に残ったままで力まかせに上方へ持ち上げることとなり，腋窩部の皮膚にストレスが加わるほか，足元の見通しが不良であるために足部と車いすフットサポートが接触しスキン-テアを生じやすくなる（図9）．また，ズボンのウエスト部分を引っ張って立ち上がらせると（図10），下着やおむつが殿裂部の皮膚に食い込んで摩擦を加えてしまうほか[6]，おむつの位置がずれて排泄物が漏れ，皮膚にさらなる悪影響を及ぼす可能性がある．移乗ボードを用いて，対象者を持ち上げずに滑らせて移乗介助を行うと，腋窩部や殿部の皮膚へ加わる外力を減らせるほか，オムツの位置がずれることなく，足元も視界が良好となる（図11）．

2）ベッド上移動の介助

　ベッド上での食事や経管栄養投与のためにベッド頭側へと身体を移動させる際などに，介助者が対象者の頚部と膝窩部に手を入れてそのまま引きずる，あるいは上体を把持してそのまま引きずるような介助を行うと，容易に仙骨部や踵部へと摩擦・ずれが加わり[7]，不快刺激も大きくなる（図12）．スライディングシートを用いて頭側移動を介助すれば，皮膚に加わる摩擦・ずれを軽減でき，対象者の不快感も少なくなる（図13）．

4. 車いす上での座位姿勢
1）高齢者の体格と標準型車いす

　我が国の医療介護現場で用いられている標準型車いすの多くは，適正身長が165〜175 cmとなっている．一方，厚生労働省の国民健康・栄養調査（2017年調査）によると，日本人女性の平均身長は70代では150 cm，80代以上では143 cmであるため，多くの高齢女性は標準型車いすに座った場

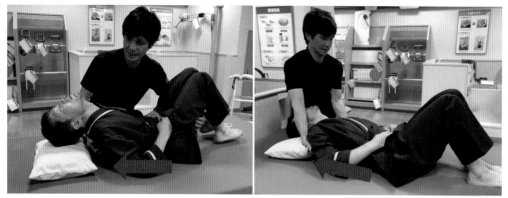

図 12. 殿部を引きずる力まかせの頭側移動介助

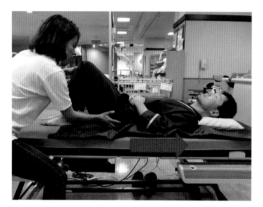

図 13. スライディングシートを用いての
頭側移動介助

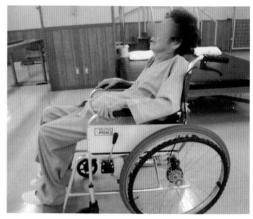

図 14. 標準型車いす上ですべり座りとなった
小柄な高齢者（143 cm）

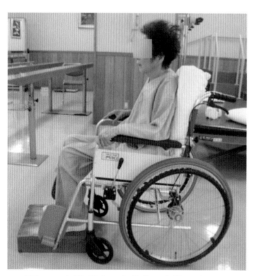

図 15. 標準型車いす座位の姿勢調整した
小柄な高齢者（143 cm）

合，座面の奥行が大きすぎ，最大限に深く座って
も次第に前方へのすべり座りとなりやすい（**図
14**）．すべり座りが助長されると，仙骨・尾骨部や

脊柱棘突起部に加わる圧やずれが大幅に増強する
こととなる．また，すべり座りになると腹部が圧
迫され呼吸が浅薄化する．頸部筋が緊張してス
ムースな嚥下が阻害される，誤嚥した場合にしっ
かり咳嗽ができず誤嚥物の喀出が不十分となる，
前傾姿勢で腹圧をかけることが困難となるため排
尿・排便反応が起こりにくいといった内的なデメ
リットも多く生じてしまう．高齢対象者，殊に女
性にとっては，標準型車いすは「そもそもサイズ
が合わないもの」ということを念頭に置き，背部
のクッションや足台を用いて座位姿勢を調整し，
すべり座りを予防していく必要がある（**図15**）．

2）フットサポートの高さ

病院や施設では，車いすを複数の対象者が共有
して使用することもあり，フットサポートの高さ
が対象者個々の下腿長に合わせて調整されていな
いことがある．フットサポートの位置が高すぎる

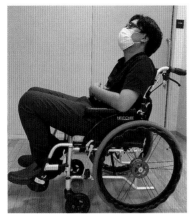

図 16. 高すぎるフットサポート
によるすべり座りの増強

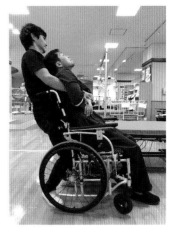

図 17. 腋窩から手を入れ
て前腕を掴み，引き上
げる座位修正介助

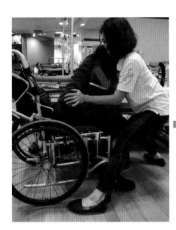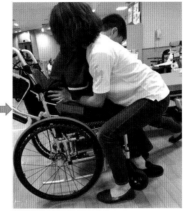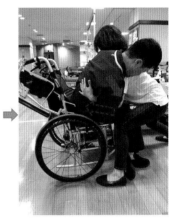

図 18. 左右交互に殿部重心移動を行い，殿部を深く押し込む

と，大腿後面で荷重を受けられず仙骨・尾骨部へ
の圧迫が上昇するほか，後方重心となり背部を
バックサポートに押しつけてしまい，結果的にす
べり座りが助長されてしまうことが多い（図16）．
対象者の下腿長に合わせてフットサポートを調整
することが望ましい．

3）すべり座り修正の動作介助

車いす上ですべり座り姿勢を修正する際に，後
方から対象者の腋窩に手を入れて前腕を掴み，そ
のまま力まかせに引き上げる方法を行うと，腋窩
や前腕のスキン-テア，仙骨・尾骨部のずれ，前腕
や肋骨の介護骨折などを生じる可能性がある（図
17）．持ち上げず安全に行う介助方法としては，介
助者が前方に位置し，対象者の体幹を左前方へ傾
けて重心を左股関節へと移し，重さが軽くなった

右殿部（骨盤）を後方へ押し込む，次に反対方向，
すなわち右前方へ体幹を傾けて左殿部を後方へ押
し込む，というように左右交互の殿部重心移動を
用いる方法が実用的である（図18）．

4）座面クッション

車いすの座面クッションの向きを誤って利用す
ると，容易に座位姿勢の崩れが引き起こされるた
め注意を要する．特に，アンカー型クッション（座
骨が前方へすべるのを防ぐためにクッションの大
腿部が座骨部に比べて厚い構造）の前後が逆に
なったまま利用した場合，すべり座りが助長され
てしまい，皮膚トラブルだけでなく車いすからの
転落を生じる可能性もあり危険である（図19）．移
乗や入浴などで対象者が車いすから離れた後，一
旦，車いすが折りたたまれたり，座面クッション

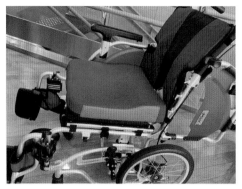

図 19. 前後の向きが逆の車いすクッション

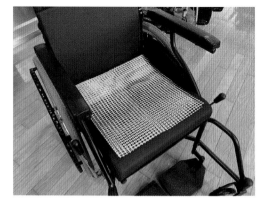

図 20. 車いすクッション上のすべり止め
シート

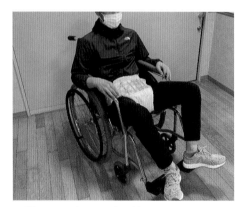

図 21. おむつの重ね使いによるすべり
座り

が尿失禁などで汚染し清掃された後などに座面クッションが正しい向きで使用されているか，その都度の観察が必要である．

　また，すべり座りを防ぐ目的で，座面クッション上にすべり止めシートが置かれている場面が散見されるが，この方法では殿部の皮膚に強い摩擦やずれ，痛みが加わってしまう（図20）．前述の通り，すべり座りが生じている背景には何らかの原因が存在するはずであり，それらに目を向けることなく短絡的に「すべりを止める」という発想は，対象者にただ苦痛のみを与えることとなる．

5）おむつの重ね使い，不適切な当て方

　尿・便失禁のある対象者は殿部の皮膚が浸軟状態に置かれバリア機能が低下しやすいため，褥瘡発生リスクが高まることはいうまでもない．さらに尿とりパッドを重ねて使用した場合には，おむつ内の蒸れが強まり皮膚の湿潤が一層悪化することに加え，車いす上においても股関節が外旋し骨盤が後傾した姿勢となるため[8]，股関節屈曲が妨げられてすべり座りとなりやすく，仙骨・尾骨部の褥瘡リスクはより高くなる（図21）．おむつの重ね使いを見直し，適切な尿とりパッドを1枚用いて股関節に隙間を作らないようにおむつの選択と当て方を検討することが必要である[9]．

おわりに―不適切なケアがもたらす影響

　皮膚が脆弱な高齢者は，様々なケア場面で皮膚トラブルを生じやすく，細心の注意が必要である．と同時に，そういった皮膚トラブルを招きやすい身体ケアが及ぼす悪影響は，おそらく皮膚へのダメージだけにとどまらない．上述した一連の不適切なケア（安楽ではない不良座位姿勢，苦痛や恐怖を与える力まかせの動作介助）によって皮膚への不快・侵害刺激が加わり続けることにより，褥瘡やスキン-テアの発生リスクはもちろんのこと，交感神経が亢進し全身の緊張が高まるために関節拘縮，内部機能低下，ひいては精神心理面（認知症のBPSD（認知症周辺症状）の発症[10]）に至るまで，ひととして生きていくための営みが総じて悪化していく可能性がある（図22）[11]．褥瘡や皮膚トラブルは，同時多発的に生じている二次的障害の「氷山の一角」に過ぎないと言えるかもしれない．

　皮膚が脆弱な高齢者であっても，寝たきりの要介護者や認知症患者であっても，ひとであれば皆当たり前に安心して暮らす権利があるはずである．力まかせで乱暴に介助されることや，つらい姿勢で放置されることがどれだけストレスとなっ

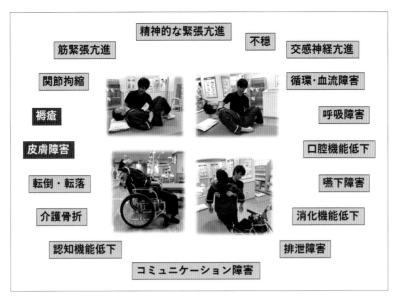

図 22. 不適切なケアが及ぼす心身への様々な悪影響

て対象者の健康を害し，ひいては心身の安寧やひととしての尊厳をおびやかすものとなるのか．それを念頭に置きつつ，対象者が安心して過ごせる丁寧なケアを他職種に提案し，対象者を取り巻く環境・ケア要因をより良く整えていくことが，リハビリテーション職の大切な役割であると考える．

文　献

1) 日本褥瘡学会学術教育委員会：褥瘡発生要因の抽出とその評価. 褥瘡会誌, 5(1-2)：136-149, 2003.
2) 北出貴則：ポジショニング・シーティング. 祖父江正代ほか（編），がん患者の褥瘡ケア，pp.41-51，日本看護協会出版会，2008.
3) 北出貴則，田中マキ子：皮膚・軟部組織にやさしいケア. 田中マキ子ほか（編），トータルケアをめざす褥瘡予防のためのポジショニング，pp.70-76，照林社，2018.
   Summary 対象者の尊厳と快適性を追求し，生活全般をサポートするケアとしてのベッド上ポジショニングの実践法が解説されている．
4) 田中義行：拘縮予防のアプローチ ③—身体の動かし方—. 拘縮予防・改善のための介護，pp.84-95，中央法規出版，2012.
   Summary 高齢者の拘縮予防や，すでに発生している拘縮の軽減のためのポジショニング・シーティング・動作介助法を解説されている.
5) 後藤伸介：【特集 リハビリと褥瘡】療法士の立場から. リハビリナース, 3(2)：35-40, 2010.
6) 下元佳子：1人でできる自然でやさしい移動・移乗法. 日本褥瘡学会・在宅ケア推進協会，床ずれケアナビ 全面改訂版 在宅・介護施設における褥瘡対策実践ガイド，pp.180-187，中央法規出版，2017.
7) 下元佳子：基本の姿勢・基本の動作. モーションエイド—姿勢・動作の援助理論と実践法—，pp.46-92，中山書店，2015.
   Summary 単なる「動作介助」ではなく，ひととして生きていくために必要な「動き」を引き出す援助の大切さを，具体的な数々の生活場面を提示しながら解説されている．
8) 下元佳子：排泄のためのモーションエイド. モーションエイド—姿勢・動作の援助理論と実践法—，pp.103-125，中山書店，2015.
9) 高橋文江：スキンケア・リハビリテーションにおむつケアと排泄ケアを生かす おむつのせいで寝返りがしにくくなった…. 浜田きよ子（編著），在宅&病棟でできる！おむつと排泄の看護ケア，pp.97-102，メディカ出版，2020.
10) 眞藤英恵：認知症を伴う人にも優しい介助方法を. 日本褥瘡学会・在宅ケア推進協会，床ずれケアナビ 全面改訂版 在宅・介護施設における褥瘡対策実践ガイド，pp.194-199，中央法規出版，2017.
11) 神野俊介：患者もナースも楽になる！認知症患者のポジショニング・車いすへの移乗のキホン. エキスパートナース, 36(1)：50-68, 2020.

FAXによる注文・住所変更届け

改定：2015年1月

　毎度ご購読いただきましてありがとうございます.

　読者の皆様方に小社の本をより確実にお届けさせていただくために，FAXでのご注文・住所変更届けを受けつけております.　この機会に是非ご利用ください.

◇ご利用方法

　FAX専用注文書・住所変更届けは，そのまま切り離してFAX用紙としてご利用ください.　また，注文の場合手続き終了後，ご購入商品と郵便振替用紙を同封してお送りいたします.　**代金が5,000円をこえる場合，代金引換便とさせて頂きます.**　その他，申し込み・変更届けの方法は電話，郵便はがきも同様です.

◇代金引換について

　本の代金が5,000円をこえる場合，代金引換とさせて頂きます.　配達員が商品をお届けした際に，現金またはクレジットカード・デビットカードにて代金を配達員にお支払い下さい(本の代金＋消費税＋送料).　(※年間定期購読と同時に5,000円をこえるご注文を頂いた場合は代金引換とはなりません.　郵便振替用紙を同封して発送いたします.　代金後払いという形になります.　送料は定期購読を含むご注文の場合は頂きません)

◇年間定期購読のお申し込みについて

　年間定期購読は，1年分を前金で頂いておりますため，代金引換とはなりません.　郵便振替用紙を本と同封または別送いたします.　送料無料，また何月号からでもお申込み頂けます.

　毎年末，次年度定期購読のご案内をお送りいたしますので，定期購読更新のお手間が非常に少なく済みます.

◇住所変更届けについて

　年間購読をお申し込みされております方は，その期間中お届け先が変更します際，必ずご連絡下さいますようよろしくお願い致します.

◇取消，変更について

　取消，変更につきましては，お早めにFAX，お電話でお知らせ下さい.

　返品は，原則として受けつけておりませんが，返品の場合の郵送料はお客様負担とさせていただきます.　その際は必ず小社へご連絡ください.

◇ご送本について

　ご送本につきましては，ご注文がありましてから約1週間前後とみていただきたいと思います.　お急ぎの方は，ご注文の際にその旨をご記入ください.　至急送らせていただきます.　2～3日でお手元に届くように手配いたします.

◇個人情報の利用目的

　お客様から収集させていただいた個人情報，ご注文情報は本サービスを提供する目的(本の発送，ご注文内容の確認，問い合わせに対しての回答等)以外には利用することはございません.

　その他，ご不明な点は小社までご連絡ください.

株式会社　全日本病院出版会
〒113-0033 東京都文京区本郷 3-16-4-7 F
電話 03(5689)5989　FAX03(5689)8030　郵便振替口座 00160-9-58753

FAX 専用注文書

ご購入される書籍・雑誌名に○印と冊数をご記入ください

5,000 円以上代金引換

○	書　籍　名	定価	冊数
	まず知っておきたい！がん治療のお金，医療サービス事典　新刊	¥2,200	
	カラーアトラス　爪の診療実践ガイド　改訂第2版　新刊	¥7,920	
	明日の足診療シリーズ I 足の変性疾患・後天性変形の診かた	¥9,350	
	運動器臨床解剖学―チーム秋田の「メゾ解剖学」基本講座―	¥5,940	
	ストレスチェック時代の睡眠・生活リズム改善実践マニュアル	¥3,630	
	超実践！がん患者に必要な口腔ケア	¥4,290	
	足関節ねんざ症候群―足くびのねんざを正しく理解する書―	¥5,500	
	読めばわかる！臨床不眠治療―睡眠専門医が伝授する不眠の知識―	¥3,300	
	骨折治療基本手技アトラス―押さえておきたい10のプロジェクト―	¥16,500	
	足育学　外来でみるフットケア・フットヘルスウェア	¥7,700	
	四季を楽しむビジュアル嚥下食レシピ	¥3,960	
	病院と在宅をつなぐ 脳神経内科の摂食嚥下障害―病態理解と専門職の視点―	¥4,950	
	睡眠からみた認知症診療ハンドブック―早期診断と多角的治療アプローチ―	¥3,850	
	肘実践講座　よくわかる野球肘　肘の内側部障害―病態と対応―	¥9,350	
	医療・看護・介護で役立つ嚥下治療エッセンスノート	¥3,630	
	こどものスポーツ外来―親もナットク！このケア・この説明―	¥7,040	
	野球ヒジ診療ハンドブック―肘の診断から治療，検診まで―	¥3,960	
	見逃さない！骨・軟部腫瘍外科画像アトラス	¥6,600	
	パフォーマンス UP！　運動連鎖から考える投球障害	¥4,290	
	医療・看護・介護のための睡眠検定ハンドブック	¥3,300	
	肘実践講座 よくわかる野球肘　離断性骨軟骨炎	¥8,250	
	これでわかる！スポーツ損傷超音波診断 肩・肘＋α	¥5,060	
	達人が教える外傷骨折治療	¥8,800	
	ここが聞きたい！スポーツ診療 Q & A	¥6,050	
	見開きナットク！フットケア実践 Q & A	¥6,050	
	高次脳機能を鍛える	¥3,080	
	最新　義肢装具ハンドブック	¥7,700	
	訪問で行う 摂食・嚥下リハビリテーションのチームアプローチ	¥4,180	

バックナンバー申込（※ 特集タイトルはバックナンバー 一覧をご参照ください）

❀メディカルリハビリテーション（No）

No＿＿＿＿　　No＿＿＿＿　　No＿＿＿＿　　No＿＿＿＿　　No＿＿＿＿

No＿＿＿＿　　No＿＿＿＿　　No＿＿＿＿　　No＿＿＿＿　　No＿＿＿＿

❀オルソペディクス（Vol/No）

Vol/No＿＿＿　Vol/No＿＿＿　Vol/No＿＿＿　Vol/No＿＿＿　Vol/No＿＿＿

年間定期購読申込

❀メディカルリハビリテーション　　　　　　No.　　　　　　　　から

❀オルソペディクス　　　　　　　　Vol.　　　No.　　　から

TEL：　　（　　　）　　　　　　FAX：　　（　　　）

ご住所　〒

フリガナ

お名前　　　　　　　　　　　　　　　　　要捺印　　診療科目

FAX 03-5689-8030 全日本病院出版会行

FAX 03-5689-8030

全日本病院出版会行

年　　月　　日

住 所 変 更 届 け

お　名　前	フリガナ	
お客様番号		毎回お送りしています封筒のお名前の右上に印字されております8ケタの番号をご記入下さい。
新お届け先	〒　　　　　都道 　　　　　　　府県	
新電話番号	（　　　　　　）	
変更日付	年　　月　　日より	月号より
旧お届け先	〒	

※ 年間購読を注文されております雑誌・書籍名に✓を付けて下さい。

- ☐ Monthly Book Orthopaedics（月刊誌）
- ☐ Monthly Book Derma.（月刊誌）
- ☐ 整形外科最小侵襲手術ジャーナル（季刊誌）
- ☐ Monthly Book Medical Rehabilitation（月刊誌）
- ☐ Monthly Book ENTONI（月刊誌）
- ☐ PEPARS（月刊誌）
- ☐ Monthly Book OCULISTA（月刊誌）

FAX 03-5689-8030

全日本病院出版会行

Monthly Book Medical Rehabilitation
バックナンバー在庫　　　　　　　　　　　　　　2022.1.現在

【2017・18 年増刊号・増大号】

No.212　摂食嚥下障害リハビリテーション ABC
編集／出江紳一（増刊号／5,478 円）

No.217　知っておきたい！これからの生活期リハビリテーション
編集／石川　誠（増大号／4,400 円）

No.223　次のリハビリテーションに活きる！私の脳疾患評価
編集／石合純夫（増刊号／5,478 円）

No.228　成長期のスポーツ外傷・障害とリハビリテーション医療・医学
編集／帖佐悦男（増大号／4,400 円）

【2019 年】

No.231　心臓リハビリテーションにおける新時代の幕明け　編集／諸冨伸夫

No.232　脳性麻痺のリハビリテーション─障害のある子どもとその家族を支える─
編集／土岐めぐみ

No.233　高齢者と排泄─アセスメントとケア─　編集／谷口珠実

No.234　在宅医に役立つ生活期における補装具・生活用具の知識
編集／吉永勝訓

No.235　歩きと姿勢を科学する　編集／長谷公隆

No.236　脳卒中リハビリテーション医療 update
編集／佐伯　覚（増刊号／5,500 円）

No.237　発達障害支援のマイルストーン─就学支援を中心に─　編集／日原信彦

No.238　摂食嚥下障害患者の食にチームで取り組もう！　編集／栢下　淳

No.239　実践！上肢投球障害に対するリハビリテーション　編集／森原　徹

No.240　これでナットク！摂食嚥下機能評価のコツ
編集／青柳陽一郎（増大号／4,400 円）

No.241　認知症早期診断・発症進行予防とリハビリテーション
編集／近藤和泉

No.242　運動器慢性疼痛マネージメントにおけるリハビリテーション診療の意義と重要性
編集／木村慎二

No.243　神経難病を在宅でどうみるか　編集／石垣泰則

【2020 年】

No.244　手外科リハビリテーション診療
編集／金谷文則・大久保宏貴

No.245　車椅子の処方と患者・家族指導のポイント
編集／高岡　徹

No.246　記憶障害のリハビリテーション診療─私のアプローチ─
編集／大沢愛子

No.247　緩和ケアと QOL
─リハビリテーション医療現場でどうアプローチするか─
編集／宮田知恵子

No.248　パーキンソニズムのリハビリテーション診療
編集／野﨑園子

No.249　高齢者脊椎疾患リハビリテーションアプローチ
編集／髙木理彰

No.250　回復期で知っておきたい！ここが分かれ道!!
症状から引く検査値と画像
編集／川手信行（増刊号／5,500 円）

No.251　今こそ底上げ！回復期リハビリテーション病棟に
おけるリスク管理　編集／宮越浩一

No.252　リハビリテーション科医が知っておきたい
「お口」の知識　編集／弘中祥司

No.253　障害者の健康増進アプローチ　編集／緒方　徹

No.254　足のリハビリテーション診療パーフェクトガイド
編集／和田郁雄（増大号／4,400 円）

No.255　併存疾患をもつ高齢者の骨折のリハビリテーション
のコツ　編集／大串　幹

No.256　ロボットリハビリテーション最前線　編集／大高洋平

【2021 年】

No.257　リハビリテーション診療の現場で悩む
呼吸トラブル対策　編集／宮川哲夫

No.258　膝関節リハビリテーション診療マニュアル
編集／津田英一

No.259　次の一手！摂食嚥下障害訓練に困ったときのワザ
編集／清水充子

No.260　脳卒中患者の社会復帰を支える　編集／豊田章宏

No.261　痙縮の治療戦略　編集／柴田　徹

No.262　超実践！心臓リハビリテーション治療
─初心者からエキスパートまで─
編集／青柳陽一郎

No.263　障害児の移動能力を考える　編集／小﨑慶介

No.264　脳血管障害の診断・治療の進歩と
リハビリテーション診療　編集／藤原俊之

No.265　病識低下に対するリハビリテーションアプローチ
編集／渡邉　修

No.266　胸部外科手術の進歩と術前術後の
リハビリテーション診療　編集／小山照幸

No.267　実践！在宅摂食嚥下リハビリテーション診療
編集／菊谷　武（増刊号／5,500 円）

No.268　コロナ禍での生活期リハビリテーション
─経験と学び─
編集／宮田昌司・岡野英樹

No.269　種目別スポーツ　リハビリテーション診療
─医師の考え方・セラピストのアプローチ─
編集／池田　浩（増大号／4,400 円）

【2022 年】

No.270　「骨」から考えるリハビリテーション診療
─骨粗鬆症・脆弱性骨折─
編集／萩野　浩

2022 年　年間購読のご案内

年間購読料　40,150 円（消費税込）

年間 13 冊発行

（通常号 11 冊・増大号 1 冊・増刊号 1 冊）

送料無料でお届けいたします！

各号の詳細は弊社ホームページでご覧いただけます．
☞www.zenniti.com/

※各号定価 2,750 円（本体 2,500 円＋税）（増刊・増大号を除く）

次号予告

大規模災害下での リハビリテーション支援を考える

No. 272（2022 年 3 月号）

編集企画／大阪医科薬科大学准教授　冨岡正雄

JRAT（日本災害リハビリテーション支援協会）の
　創設とその意義………………栗原　正紀
日本災害リハビリテーション支援協会の
　本部活動について……………中村　春基
平成 28 年熊本地震における
　JRAT の活動について………三宮　克彦
2018 年西日本豪雨における
　岡山 JRAT の活動について…國安　勝司
2018 年西日本豪雨における
　愛媛 JRAT の活動について…藤田　正明ほか
2018 年北海道胆振東部地震における
　北海道 JRAT の活動について…光増　智
RRT の創設について……………冨岡　正雄ほか
2019 年佐賀豪雨災害における
　佐賀 JRAT の活動をとおして…浅見　豊子
2019 年台風 19 号水害における
　JRAT 長野の活動について……清水　康裕

2019 年台風 19 号水害災害における
　福島 JRAT の活動について……大井　直往ほか
これまでの支援活動を振り返る…近藤　国嗣
災害リハビリテーション支援活動のための
　教育ツールの開発……………佐藤　亮

Monthly Book Medical Rehabilitation　No.271

2022 年 2 月 15 日発行（毎月 1 回 15 日発行）
定価は表紙に表示してあります.
Printed in Japan

発行者　末　定　広　光
発行所　株式会社　全日本病院出版会
〒 113-0033 東京都文京区本郷 3 丁目 16 番 4 号 7 階
電話（03）5689-5989　Fax（03）5689-8030
郵便振替口座 00160-9-58753

印刷・製本　三報社印刷株式会社　　電話（03）3637-0005
広告取扱店　㈱日本医学広告社　　電話（03）5226-2791

© ZEN・NIHONBYOIN・SHUPPANKAI, 2022